한국과학기술고전

국역 의방유취 47

권83
신체문·사지문1

권84
사지문2

세종대왕기념사업회

국역 의방유취 47

국 역 김 정 수

한약사. 원광대학교 한약학과 졸업. 한림대학교 부설 태동고전연구소 수료. 한국학중앙연구원 한국학대학원 고문헌관리학 박사과정 중. 역서 ≪국역 의방유취 48≫.

교 열 조 창 록

성균관대학교 한문교육과를 졸업하고, 한국고전번역원 연수부에서 한문을 수학하였다. 성균관대학교 한문학과에서 석사와 박사학위를 받았으며, 현재 성균관대학교 퇴계학연구원에 재직 중이다. 공저로 ≪풍석 서유구 연구(상)≫이 있고, 역서로 ≪국역 의방유취 54≫, ≪국역 의방유취 53≫, ≪국역 의방유취 43≫, ≪번계시고≫, 공역서로 ≪석견루시초≫, ≪국역 수사록≫ 등이 있다.

윤 문 조 경 란 이 천 우

일러두기

1. ≪의방유취≫ 권83 신체문, 사지문 1과 권84 사지문 2를 국역하여 국역문, 원문, 주석 순서로 실었다.
2. 이 책의 원본은 일본 도쿄 궁내청(宮内庁) 서릉부(書陵部) 소장 ≪의방유취≫인데, 국내 국립중앙도서관에 들어와 있는 마이크로필름을 국역 대본으로 삼았다.
3. 원문은 원본을 충실하게 입력하는 것을 가장 큰 원칙으로 하였다.
   (1) 원본에 따라 원문에 도(擣)와 도(搗), 추(麁)와 추(麤) 같은 글자들을 구분하여 입력하였다.[1]

---

1 擣와 搗, 麁와 麤 외에도 다음과 같은 글자들을 원본에 따라 구분하여 입력하였다.(가나다순)

(ㄱ) 豭-豭, 殼-殻, 茛-莨, 揀-揀, 癇-癎, 蠍-蝎, 鑒-鑑, 减-減, 強-强, 強-疆, 羌-羌, 羌-姜, 羌-羗, 薑-姜, 盖-蓋, 槩-概, 坑-阬, 袪-祛, 擧-舉, 乹-乾, 徤-健, 劒-劍, 刼-刧, 壐-繭, 决-決, 競-竸, 莖-萒, 鷄-雞, 堦-階, 羔-羙, 羖-羖, 縠-縠, 攪-攪, 瓜-苽, 椁-槨, 關-関, 關-閞, 款-欵, 恠-怪, 久-乆, 灸-灸, 灸-炙, 寇-寇, 蔲-蔲-寇, 構-搆, 麯-麴, 蹶-蹷, 龜-龜, 芁-芃, 芁-艽, 尅-剋, 芨-及, 鬼-鬼, 炁-氣, 岐-歧, 奇-竒, 寄-寄, 棊-棋, 喫-吃

(ㄴ) 年-秊, 衂-衄, 罨-罨

(ㄷ) 段-叚, 荅-答, 載-戴, 擣-搗, 秃-禿, 仝-同, 兜-兠, 蠹-蠧

(ㄹ) 亂-乱, 辣-辢, 臘-臈, 臘-臘, 臘-臈, 蠟-蝋, 榔-椰, 凉-涼, 黎-藜, 藜-蔾-蒺, 癧-癧, 瀝-癧, 歷-癧, 煉-煉, 楝-楝, 練-楝, 練-練, 鍊-錬, 斂-歛, 勞-労, 蓼-蓼, 錄-録, 頼-頼, 龍-竜, 瘺-瘻, 貍-狸, 厘-釐, 犁-犂, 梨-棃

(ㅁ) 万-萬, 莔-苘, 莽-莾, 每-毎, 盲-虻, 蝱-虻, 麵-麪, 綿-緜, 牧-牡, 沒-没-沒, 廟-廟, 无-無, 默-黙, 美-羙, 密-蜜

(ㅂ) 博-愽, 駁-駮, 礬-礬, 飯-飰, 撥-橃, 拔-抜, 鉢-鉢, 輩-輩, 俳-徘, 排-拚, 栢-柏, 凡-凣, 竝-並, 幷-并, 寶-寳, 僕-僕, 攴-支, 本-夲, 祕-秘, 檳-梹, 賓-賔, 鬢-鬂, 冰-氷, 憑-凭

(ㅅ) 查-査, 舍-舎, 筭-算, 參-叅, 參-叅, 牀-床, 爽-爽, 葙-箱, 庶-庻, 敍-敘, 鼠-鼡, 錫-錫, 船-舩, 泄-洩, 洩-洩, 譫-讝, 踈-疏-疎, 翛-翛, 燒-焼, 屬-属, 飧-飱, 曬-曬-晒, 瑣-瑣, 修-脩, 收-収, 溲-溲, 笋-筍, 脣-唇, 膝-膝, 乘-乗, 繩-縄, 柴-茈, 腮-

(2) 통자(通字)들도 원본대로 원문에 입력하였다. 예컨대 간(閒)은 ①틈한, ②사이 간(間)의 본자(本字)인데, 여기에서는 ≪의방유취≫ 원본에 따라 '간(閒)'으로 입력하고, '사이'로 해석하였다.

(3) 피휘를 위해 획을 가감한 글자들은 구분하지 않고 정자를 썼다.

(4) 원본이 오염되거나 찢어져서 정확한 판독이 어려운 경우에는 낙장 혹은 결락, 판독불가 등을 표시하였다. 그러나 글자의 형태가 남아 있으면서 다른 의서에서 관련 기사를 유추할 수 있는 경우에는 그에 따르고, 역주에 그 근거를 표시하였다.

(5) 한적에서 흔히 통용하여 새기는 글자들은 바로잡았다. 예컨대 기(己), 이(已), 사(巳)는 문맥에 따라 입력하였다.

4. 오각(誤刻)·오식(誤植)이 분명한 경우에는 원본대로 원문을 입력하되, 국역문에서 오류를 바로잡고 원문에 역주로 표시하였다. 오각·오식이 의심스러운 경우에는 원본대로 원문을 입력하고 원본대로 국역하되, 국역문의 역주를 통해 의견을 제시하였다. '伏苓'과 같이 흔히 쓰이는 오각인 경우에는 본문에 '복령(茯苓)[伏苓]'과 같이 병기하는 것으로 교감 주석을 대신하였다.

顋, 神-柛, 雙-雙

(ㅇ)惡-悪, 齶-腭, 攘-揼, 御-御, 禦-禦, 孽-孳, 烟-煙, 軟-輭, 鉛-鈆, 硏-研, 緣-縁, 鷰-鷰, 熱-热, 塩-鹽, 焰-錟, 葉-莱, 穎-頴, 蘂-蕊-蘂, 蕋-蕊, 豫-預, 溫-温, 臥-卧, 緩-瘥, 往-徃, 搖-揺, 硇-硇, 遙-遥, 蕘-荛, 冗-宂, 湧-涌, 鬱-欝-欝, 寃-冤, 衛-衞, 臾-臾, 婬-淫, 淫-滛, 陰-隂, 醫-毉, 爾-尒, 尒-尓, 弛-弛, 胰-脜, 姙-妊

(ㅈ)刺-刾, 玆-兹, 甆-瓷, 潛-潜, 簪-簮, 疰-壯, 腸-膓, 莊-庄, 灾-災, 著-着, 豬-猪, 底-氐, 纏-纒, 塡-填, 瘨-瘨, 顚-顛, 絕-絶, 淨-凈, 情-情, 精-精, 靜-静, 梃-挺, 藋-藋, 準-凖, 卽-即, 卽-則, 鯽-鯽, 証-證-证, 舐-舐, 帋-紙, 尽-盡, 秦-泰, 膹-膹

(ㅊ)着-着, 著-着-着, 鑽-鑽, 擦-攃-擦, 窻-窓, 凄-淒, 惕-惕, 迁-遷, 甛-甜, 靑-青, 淸-清, 蒂-蔕, 葱-蔥, 摠-揔, 聰-聡, 總-総-惣, 搥-槌, 箒-帚, 皺-皺, 麁-麤, 虫-蟲, 冲-沖, 柒-漆, 漆-榛, 浸-寖, 沈-沉

(ㅌ)陀-陁, 躭-耽, 兎-兔, 統-綂

(ㅍ)肺-胇, 弊-獘, 稟-禀

(ㅎ)陷-陥, 醎-鹹, 恒-恒, 解-觧, 薢-薢, 鄕-郷, 奕-弈, 穴-宂, 協-恊, 脅-脅, 迴-逈, 昏-昬, 畫-畵, 確-確, 况-況, 薈-會, 蛔-蛔, 效-効, 朽-朽, 喙-喙, 凶-兇, 胷-胸, 黑-黒, 痕-痕, 翕-翖, 豨-狶-稀, 巇-巇

5. 원문 입력과 국역문은 원본에 따라 줄바꿈하는 것을 원칙으로 삼았다. 원본의 문단 나누기를 존중하되, 문단이 지나치게 길 경우에는 적절하게 문단을 세분하여 이해의 편의를 꾀하였다. 원본에서는 한 문단인데 원문·국역문에서 나눠지는 문단은, 첫 문단의 첫 줄에서는 들여쓰기를 하고 다음 문단의 첫 줄에서는 들여쓰기를 하지 않았다.
6. 원문의 마침표와 국역문의 마침표는 일치시켰다. 다만 국역문이 길어지는 경우에는, '말하였다.'에서만 국역문에 마침표를 찍었다. 예컨대 "장중경(張仲景)의 ≪상한론(傷寒論)≫에서는 말하였다. ~ [仲景傷寒論曰, ~]"라고 국역하고 표점은 '曰,'이라고 쉼표를 찍었다.
7. 국역문에서 약재명, 처방명, 질병명, 인명 등의 고유명사 표기나 발음이 혼용될 때에는 다음 책의 설명을 기본으로 삼았다.(동양의학대사전 편찬위원회, ≪동양의학대사전(東洋醫學大事典)≫ 전12권, 경희대학교 출판국, 1999; 전통의학연구소(傳統醫學研究所) 편찬, ≪동양의학대사전(東洋醫學大辭典)≫, 성보사(成輔社), 2000) 이에 따라 반하국(半夏麴)[半夏麯]과 같이 표기하였다.
8. 국역문에서 한글과 한자를 병기할 때, 다음과 같이 하였다.
   (1) 약재명, 처방명, 질병명, 인명 등의 고유명사는 원본대로 표기하였다.
   (2) 원본의 글자가 현재 통용되는 글자가 아닌 경우에는 '인삼(人蔘)[人參]'과 같이 필요에 따라 통용되는 글자를 병기하기도 하였다.
   (3) 동일한 약재이지만 표기법이 다른 경우에는, '천궁(川芎)[芎藭]'과 같이 대표되는 이름을 적고 원본의 이름을 병기하였다.
9. 인명 표시에서는 호나 관직명을 존중하되, 간주를 통해 본명을 밝혔다. 예컨대 '동파선생(東坡先生소식(蘇軾))', '손진인(孫眞人손사막(孫思邈))', '왕 태복(王太僕왕빙(王冰))[2]'이라고 하였다.
10. 서명에서 주요 의서들은 정식 이름을 사용하였으나 약칭을 상용하는 경우는 그대로 사용하였다. ≪의방유취≫ 국역문에서 서명은 ≪의방유취≫ 총론 1 <인용 의서들[引用諸書]>의 국역문에 맞춰 통일하였다.

---

2 태복(太僕)이 관직명이라 띄어쓰기를 하였다.

예를 들어 '≪영추(靈樞)≫'는 '≪황제내경영추(黃帝內經靈樞)≫[靈樞]'로 표시하였으며, '≪동원내외상변(東垣內外傷辯)≫'은 ≪내외상변(內外傷辨)≫이 정확하지만 다른 의서들과 혼동되지 않도록 '≪동원내외상변(東垣內外傷辨)≫[東垣內外傷辯]'으로 표시하였다.

11. 역주는 대체로 10음절 내외의 간단 설명은 본문 괄호 안의 간주로, 그 이상은 각주로 하였다. 역주는 의학사전, 각종 의서, 한국전통지식포털(http://www.koreantk.com/ktkp2014/) 등의 기록을 토대로 작성하였다.

12. 이 책에 사용한 각종 부호는 다음과 같다.

(1) 국역문의 각종 부호는 다음의 의미로 사용하였다.

① (　) 음이 같은 한자를 묶음

② [　] 음은 같지 않으나 뜻이 같은 한자를 묶음

③ ≪　≫ 책명을 묶음(책·논문 제목 속 책명은 『　』로 표기)

④ 〈　〉 책의 편명을 묶음

⑤ <　> 보충역을 묶음

⑥ "　" 인용문을 묶음

⑦ '　' "　"로 묶은 인용문 및 대화체 안에서의 재인용이나 강조 부분을 묶음

⑧ 「　」 인용문 안의 재인용문을 묶거나 책의 편명 안 소제목 표시

⑨ [　] 원본의 작은 글자인 세주를, [　] 안에 글자 크기를 줄여 표기함

⑩ … 말을 줄이거나 원문을 판독할 수 없어서 국역하지 못한 부분에 사용

⑪ □ 원문에서 판독이 어려운 부분이나 미상(未詳)인 부분을 표시

⑫ ◇ 한 문단 안에서 여백을 두어 내용을 구분한 경우

(2) 원문의 표점 기호는 다음의 의미로 사용하였다.

① , 한 문장 안에 구의 구분이 필요한 곳에 사용, 문장 안에서 열거할 경우 열거 대상의 구분에 사용

② · 한 문장 안의 구에서 열거할 경우 열거 대상의 구분에 사용
③ . 서술문이나 어조가 약한 명령문 끝에 사용
④ □ 판독이 어려운 부분이나 미상(未詳)인 부분을 표시
⑤ [ ] 원본의 작은 글자인 세주를, [ ] 안에 글자 크기를 줄여 표기함
⑥ ◇ 한 문단 안에서 여백을 두어 내용을 구분한 경우

차 례

국역 의방유취 47
의방유취(醫方類聚) 권83
신체문(身體門)
〔부록 신체 통증〔身疼〕〕

사지문(四肢門) 1

의방유취(醫方類聚) 권84
사지문(四肢門) 2

사지침구(四肢鍼灸)

신체문(身體門) 해제

1. 개요

≪의방유취(醫方類聚)≫ 권83에 수록되어 있으며, 신체 전반에 나타나는 여러 가지 통증에 대한 설명과 치료법을 담고 있다.

2. 구성

서두에 목록이 나오고, 병론(病論)과 방약(方藥)의 순서에 따라 본문이 구성되어 있다. 이 중에서 '병론'에는 신체 전반의 피부질환인 사신(蛇身), 신체 통증[身疼], 신체마목(身體痲木)[身體痲木] 등으로 나타나는 여러 가지 병증에 대한 생리와 병리, 치료원칙 등이 설명되어 있다. '방약'에는 피부질환, 신체 통증, 신체마목 등으로 나타나는 여러 가지 병증과 각각의 치료에 사용할 수 있는 약재 처방들이 실려 있다. 다만 ≪의방유취≫의 여타 문(門)의 일반적인 구성과 달리 금기(禁忌), 침구법(鍼灸法), 도인법(導引法)이 기재되어 있지 않은 특징이 보인다.

3. 내용

≪의방유취≫ 권83 '병론'에서는 ≪제병원후론(諸病源候論)≫, ≪인재직지방(仁齋直指方)≫, ≪선명방론(宣明方論)≫ 모두 3종의 의서를 인용하였다.

≪제병원후론(諸病源候論)≫에서는, 피부가 뱀껍질같이 되는 사신(蛇身)의 징후를 기혈이 막혀서 피부까지 영양을 소통시켜주지 못하게 되어 생긴 결과로 바라보았다. ≪인재직지방(仁齋直指方)≫에서는, 신체 통증의 원인은 습담(濕痰)이며, 사람이 정신적으로 놀라거나 풍한수습(風寒水濕)의 손상을 입은 이후 혈액순환의 정체로 인하여 신체 전반에 걸쳐 통증이 일어난다고 했다. 이러한 신체 동통은 결국 혈병(血病)이므로 혈액의 순환을 촉진하는 치법을 강조하며 치료 약재 또한 보혈(補血), 활혈(活血), 거어(祛瘀)

의 효능을 가진 약재를 제시하였다. ≪선명방론(宣明方論)≫에서는 신체 통증의 원인은 한기(寒氣)가 침범하여 혈액이 소통하지 못하는 것으로 보았다.

'방약'은 ≪인재직지방(仁齋直指方)≫, ≪선명방론(宣明方論)≫, ≪동원시효방(東垣試效方)≫, ≪세의득효방(世醫得效方)≫, ≪제생발수(濟生拔粹)≫, ≪운화현추(運化玄樞)≫ 총 6종의 의서에서 신체 통증, 경련, 신체마목 등을 치료하는 처방을 발췌하여서 병인(病因)에 따라 수록하였다. 이 중에서 ≪운화현추≫에 신체 동통이나 마목 등이 아닌 얼굴과 전신의 피부를 하얗게 하는 미용 처방이 수록된 것은 다소 이색적이지만, 신체 방면의 미용 치료 또한 의약학 방면에서 중시했다는 사실을 확인할 수 있다.

4. 의의

≪의방유취≫는 조선 세종대까지의 중국과 우리나라의 최신 의학 이론을 집대성한 문헌이다. 세종대 초판본은 365권, 세조~성종 대의 산삭교정본(刪削校正本)은 266권 264책의 방대한 유서류(類書類)의 종합 의서이다. 이런 점에서 이 책을 통해 당시의 의학 이론과 임상 지식의 활용에 대한 이해의 지평을 넓히고, 이를 바탕으로 서양의학과 구별되는 동양의학 고유의 패러다임과 그 한계를 함께 이해할 수 있는 문헌적 근거를 확인할 수 있다. 특히 <신체문>을 통해 신체 전반에 나타나는 복합적인 동통, 저림, 피부질환 등의 원인과 치법을 살펴볼 수 있다는 점과, 조선 전기 이전 신체 방면 동통 질환에 대한 의약 지식과 문제의식을 공유할 수 있다는 점에서 본서의 의의가 있을 것이다.

의방유취 권83
醫方類聚 卷之八十三

신체문[부록 신체 통증[身疼]]
身體門[附身疼]

목록(目錄)

백원자(白圓子)
파호근주(婆蒿根酒)
소음원(消飮圓)
배출원(倍朮圓)
침향별갑산(沈香鱉甲散)
십보탕(十補湯)
서근산(舒筋散)
보수단(補髓丹)

≪선명방론(宣明方論)≫[宣明論]
신사일립단(神砂一粒丹)
신성대침산(神聖大鍼散)
회향환(茴香丸)
진통환(趁痛丸)
육합산(六合散)
정통환(定痛丸)
향각산(香殼散)
금침환(金鍼丸)
일립금단(一粒金丹)
몰약산(沒藥散)

≪동원시효방(東垣試效方)≫
신체마목(身體痲木)[身體痲木]
보기승양화중탕(補氣升陽和中湯)
충화보기탕(冲和補氣湯)

≪세의득효방(世醫得效方)≫[得效方]
신체 통증[身疼]
오약순기산(烏藥順氣散)

향갈탕(香葛湯)

제습탕(除濕湯)

오령산(五苓散)

당귀건중탕(當歸建中湯)

서근산(舒筋散)

이진탕(二陳湯)

진교별갑산(秦艽鼈甲散)

십보탕(十補湯)

≪제생발수(濟生拔粹)≫[拔粹方]

창출복전산(蒼朮復煎散)

≪운화현추(運化玄樞)≫

이름이 없는 기타 약방(藥方)들이 본방(本方신체문(身體門) 처방) 곳곳에 보임

目錄

目錄

論

宣明論

- 神砂一粒丹
- 神聖大鍼散
- 茴香丸
- 趁痛丸
- 六合散
- 定痛丸
- 香殼散
- 金鍼丸
- 一粒金丹
- 沒藥散

東垣試效方

- 身體麻木
  - 補氣升陽和中湯
  - 冲和補氣湯

得效方

- 身疼
  - 烏藥順氣散
  - 香葛湯
  - 除濕湯
  - 五苓散
  - 當歸建中湯
  - 舒筋散
  - 二陳湯
  - 秦艽鼈甲散
  - 十補湯

拔粹方

蒼朮復煎散

運化玄樞

餘藥無名者散見本方

의방유취 권83
醫方類聚 卷之八十三

신체문[부록 신체 통증[身疼]]
身體門[附身疼]

≪제병원후론(諸病源候論)≫[巢氏病源]
巢氏病源

사신(蛇身)의 징후
蛇身候

사신은 사람의 피부가 뱀 껍질같이 비늘이 있는 것을 말하는데, 세상에서는 '뱀몸[蛇身]'이라 부른다. 이것은 혈기(血氣)가 막힘으로 인해 피부까지 소통하여 윤택하게 하지 못하기 때문이다.

蛇身者, 謂人皮膚上如蛇皮而有鱗甲, 世謂之蛇身也. 此由血氣否澁, 不通潤於皮膚故也.

≪인재직지방(仁齋直指方)≫[直指方]
直指方

신체에서 혈의 정체가 통증을 일으킨다
身體血滯作痛

신체 동통의 원인은 습(濕)이 아니면 담(痰)인 것이 틀림없다. 사람이 감옥에 갇히는 것처럼 놀라는 일을 겪고 또 그 안에서 굶주리며 풍한(風寒)과 수습(水濕)에 의해 손상을 입게 되면 심규(心竅)가 응체된다. 이에 경락이 막히고 혈이 운행되지 않아서 뱃속과 근육・뼈마디가 찌르는 듯이 아프다. 치료 방법은 당귀(當歸)・천궁(川芎)・작약(芍藥)・백지(白芷)・영지(靈芝)・대황(大黃)・감초(甘草)로 설사하게 하면 검은 덩어리가 작은 조각으로 흘러나와 그 통증이 낫게 된다.

身體疼痛, 非濕則痰, 固也. 人有挾刀鋸之驚, 而又餒在其中, 爲風寒水濕所傷, 致使心竅凝滯. 於是經絡壅閉, 血不流行, 腸肉骨節爲之刺痛. 治法當歸・川芎・芍藥・白芷・靈脂・大黃・甘草利之, 黑物小片而下, 其痛有瘳.

신체 흉복에 잠복한 열, 은은한 통증, 구급, 족냉
身體胸腹隱熱, 隱疼, 拘急, 足冷

이것은 혈에 병이 든 것이다. 음주와 욕망의 무절제로 복열(伏熱)이 서사(暑邪)를 받게 되면 이 병을 얻는다. 오직 열독(熱毒)・서독(暑毒)・주독(酒毒)만이 혈을 손상시킬 수 있는데, 어혈이 제거되지 않고 새로운 피가 영양을 공급하지 못하면 이 때문에 신체에 은은한 통증과 구급이 있게 된다. 내부는 뜨거운데 발이 차가운 것은 혈증(血證)이다. 시호(柴胡)・황금(黃

芩)・청피(靑皮)・지각(枳殼)・영지(靈芝)・도인(桃仁)・목통(木通)・감초(甘草)로 처방을 만들고 대황(大黃)을 많이 넣어 소통시키는데, 막힌 것을 흐르게 하고 통하는 것이 다 끝나기를 기다렸다가 아랫배에 대략 뭉치고 당기는 것이 없게 되면, 즉시 당귀・천궁을 곱절로 하고, 귤피(橘皮)・반하(半夏)・지각・북길경(北桔更)・목통・감초를 반으로 줄여 기혈을 조절하면 이에 낫게 된다. 혈은 심(心)에 배속되는데, 목통이 그 심규(心竅)를 통하게 하니, 심규가 통하고 나서야 경락이 운행되는 것을 알 수 있다.

此血之爲病也. 以其飮酒嗜慾, 伏熱受暑得之. 惟熱毒, 暑毒, 酒毒爲能傷血, 瘀血未去, 新血不榮, 身體所以隱痛拘急. 其裏熱足冷者, 血之證也. 用柴胡・黃芩・靑皮・枳殼・靈脂・桃仁・木通・甘草作劑, 多入大黃以利之, 俟其流利已盡, 小腹略無結急, 卽以當歸・川芎一倍, 橘皮・半夏・枳殼・北梗・木通・甘草半之, 調其氣血, 於是有瘳. 血屬於心, 木通以通其心竅, 心竅旣通, 經絡之流行可知矣.

신체 통증에 관한 이론

身疼方論

사람의 모든 뼈・사지・살・근육・피부・관절・혈맥・경락 등을 모두 일컬어 '몸'이라고 한다. 풍(風)이 넘치고 습(濕)이 정체되거나 어혈(瘀血)이 찌르고 담(痰)이 공격하면 모두 통증을 일으킬 수 있는데, 뼈가 시리고 아픈 것은 한(寒)이나 열(熱)이 내부로 들어가 뼈까지 관통한 것으로 이들과는 천배 만배 크게 차이가 난다. 뼈는 골수를 저장하는 곳으로 골수는 음식과 오미(五味)의 결실로 이루어지므로 골수가 허약하면 뼈가 허약해지는 것은 형세가 반드시 그럴 수밖에 없다. 통증이 몸에 있을 때 풍의 증상은 <통증이> 이리저리 옮겨 다니는 특징으로 알 수 있고, 습의 증상은 <통증이> 무겁게 달라붙은 것 같은 특징으로 확인할 수 있다. 어혈은 근육과 혈맥을 파고드는 증상이 있으며, 담은 어지러움과 기침・가래의 증상이 수반

된다. 풍습을 몰아서 제거하고 어혈과 담을 소통시켜 운행하는 것으로 병증에 따라 투약한다면 아침저녁 사이라도 치료를 기대할 수 있을 것이다. 병이 뼛속까지 들어간 경우, 이는 지극한 피로와 손상으로 약으로 구제하지 못하는 상황이니, 어찌 살릴 수 있겠는가! 그러므로 몸의 통증과 뼈의 통증은 천양지차이기에 여기서 변론이 없을 수 없는 것이다. 설사 그렇지라도 주벽(酒癖)에 빠진 사람들은 대부분 목덜미가 붓고 팔의 통증을 겪는데, 이는 열이 상초에 몰린 채로 시원하게 소통되지 못하기 때문에 음주가 오래될수록 가래침[痰涎]이 생기고 담음(痰飮)[飮]의 기운이 모여서 정수리와 팔 사이로 흘러들어가 붓지 않으면 통증이 생기는 것이다. 그렇지만 담(痰), 연(涎), 음(飮)이라고 불리는 것들 사이에는 또 이치상 같지만 서로 다른 차이가 존재한다. 심포락(心包絡)에 잠복하여 있다가 기를 따라 위로 떠올라 폐를 침범해 기운을 막아 기침이 나고 발동하는 것이 담이고, 비원(脾元)에 모여 있다가 기를 따라 위로 넘쳐서 입가로 흘러나오지만 어쩌지 못하는 것이 연이다. 오직 음만이 위부(胃府)에서 생겨나 구토하는 것으로 이것은 위장병 환자의 질병인 것을 배우는 자들은 명심해야만 한다.

凡人百骸四體, 肌肉皮膚, 關節脈絡, 總而謂之身. 風淫濕滯, 血刺痰攻, 皆能作痛, 至於骨之酸疼, 或寒或熱, 入裏徹骨, 則倍蓰千萬, 大不侔焉. 蓋骨爲髓之藏, 髓者, 飮食五味之實秀也, 髓虛則骨虛, 勢所必至矣. 痛在於身, 風之證, 以走注知之, 濕之證, 以重著驗之. 血有筋脈鑽刺之證, 痰有眩暈咳唾之證. 驅風除濕, 行血豁痰, 對證一投, 猶冀可以旦暮起. 病入於骨, 此勞極損傷之不可救藥者也, 其能生乎! 然則身痛之與骨痛, 毫釐千里之差, 於此不可以無辯. 雖然酒家之癖, 多爲項腫臂痛, 蓋熱在上焦, 不能淸利, 故醞釀日久, 生痰涎, 聚飮氣, 流入於頂臂之間, 不腫則痛耳. 然而曰痰, 曰涎, 曰飮, 又有理壹分殊之別. 伏於包絡, 隨氣上浮, 客肺壅嗽而發動者, 痰也, 聚於脾元, 隨氣上溢, 口角流出而不禁者, 涎也. 惟飮生於胃府, 爲嘔爲吐, 此則胃家之病, 學者不可不知.

≪선명방론(宣明方論)≫[1] [宣明論]
宣明論

동통에 대한 이론
疼痛論

통증은 경맥이 멈추지 않고 운행하며 인체를 끊임없이 순환하는데 한기(寒氣)가 경락을 침입해 <순환을> 지체시키면서 혈액이 응체되어 운행하지 못하며, 혈맥 밖으로 침입하면 혈이 적어지고 혈맥 안으로 침입하면 기운이 소통하지 못하기 때문에 갑작스럽게 통증이 생긴다. 그 통증은, 갑작스럽게 멈추거나 통증이 심하여 그치지 않거나, 혹 통증이 심하여 누르지 못하는 경우, 누르면 통증이 그치는 경우, 눌러도 별 보탬이 없는 경우, 또 기침으로 통증이 동해 손을 갖다 대는 경우, 혹 심장과 등이 서로 당기며 아픈 경우, 혹 옆구리와 아랫배가 당기며 아픈 경우, 배가 아픈 경우, 음부와 넓적다리가 당기는 경우, 오랜 기간 묵어서 적취를 이뤄서 혹 갑작스럽게 통증이 생겨 죽을 지경으로 인사불성이 되었다가 잠시 뒤에 다시 살아나거나, 혹 아프고 막혀서 통하지 않는 경우 등 여러 가지 통증이 각각 형태가 같지 않다. ≪황제내경소문≫에 말하길, "한기(寒氣)가 경맥 밖으로 침입하면 맥이 차가워진다. 맥이 차가워지면 움츠러드는데, 움츠러들면 맥이 수축된다[脈絀]['독(絀)'의 음은 '독(督)'이다.]. 맥이 수축되면 밖에서 아랫배를 당기고 위기(衛氣)가 소통되지 않으므로 갑자기 통증이 생기는데 따뜻한 것을 갖다 대면 통증이 멎는다."라고 했다. 한기가 경맥 속으로 침입하여 서로 치받으

1 ≪선명방론(宣明方論)≫ : 금원사대가(金元四大家)의 한 사람인 중국 금(金)나라 유완소(劉完素)가 1172년에 편찬한 15권짜리 의서이다. ≪선명론방(宣明論方)≫, ≪선명론(宣明論)≫이라고도 부르지만, ≪황제소문선명론방(黃帝素問宣明論方)≫이 정식 명칭이다. ≪황제내경소문(黃帝內經素問)≫의 병론을 근간으로 유완소가 자신의 해석을 덧붙이고 처방을 만들었다.

면 맥이 팽만하게 되고 팽만해지면 혈기가 혼란해지기 때문에 통증을 느끼며 누를 수가 없다. 한기가 장위(腸胃)의 사이를 간섭하게 되면 막원(膜原)[2]의 아래에 혈이 흩어지지 못해서 아랫배가 긴장되고 당겨지기 때문에 통증이 생기는데, 누르면 혈기가 흩어지므로 통증이 곧 멎는 것이다. 옆구리 통증은 한기가 궐음(厥陰)의 낙맥에 침입한 것이다. 등과 심장이 서로 당기는 통증은 한기가 배수(背兪)의 맥에 침입해 심(心)으로 흘러들어 서로 당기고 아픈 것이다. 그 한기가 음부와 넓적다리에 침입하여 혈이 응체되어서 아랫배가 서로 당기고 아픈 것이다. 갑자기 아파서 죽을 것 같은 것은 한기가 오장에 침입해 거슬러 위에서 막힌 것으로, 음기가 다하고 양기는 들어오지 못하기 때문에 갑자기 아파서 죽을 듯 하다가 기가 다시 돌아가면 살게 되는 것이다. 그 오색(五色)을 살펴보면, 황색과 적색은 열에 해당하고 백색과 청색은 한에 해당하며 청색과 흑색은 통증에 해당한다. ≪황제내경소문≫에서 이르길, "허약한 부분에 감촉하여 곧장 아래로 처져서 근골 사이에 머무는데, 한이 많으면 근육이 당기고 뼈가 아프며, 열이 많으면 뼈가 이완되고 살이 빠진다."라고 했다. 단 통양(痛痒), 창양(瘡瘍), 옹종(癰腫), 혈취(血聚)는 모두 심화(心火)의 열에 배속되므로 획일적으로 한이라고 할 수 없다. 일반적으로 통증을 치료하는 경우 먼저 근본 원인과 순서를 살피고 경락과 피부의 허실을 분명히 파악해서 약을 써야만 착오가 없게 된다.

夫痛者, 經脈流行不止, 環周不休, 寒氣入經而稽遲, 位泣澁[3]而不行, 客於脈外血少, 客脈中氣不通, 故卒然而痛. 其痛者, 卒然而止, 或痛甚而不休, 或痛甚不可按, 或按之而痛止, 或按之而無益, 或喘痛動應手, 或與心背相引而痛, 或脅肋與少腹相引而痛, 或腹痛, 或引陰股, 宿昔而成積, 或卒然而痛, 死不知人, 而少間復生, 或痛而閉不通者, 諸痛各不同形. 經曰, 寒氣客於脈外, 則脈寒. 脈寒則踡縮, 踡縮則脈絀[音督.]. 脈絀急則外引小絡[4], 衛氣不得通流, 故卒然而痛,

2 막원(膜原) : 막(膜)은 복강이라는 뜻으로, 막원(膜原)이란 복강의 근원을 뜻한다. 여기서는 늑막과 횡격막이 있는 부위를 말하는데 '모원(募原)'이라고도 한다.

3 위읍삽(位泣澁) : 원본은 '위읍삽(位泣澁)'이지만, 전자판 사고전서본 ≪선명방론(宣明方論)≫ 권13 <제통문(諸痛門) 총론(總論)>에 근거할 때 '혈응삽(血凝澁)'의 오식으로 판단된다.

得炅則痛止. 寒氣客於經脈之中, 相薄則脈滿, 滿則血氣亂, 故痛而不可按. 寒氣客相[5]腸胃之間, 膜原之下, 血不得散, 小絡[6]急引, 故痛, 按之血氣散, 痛乃止也. 脅肋痛者, 寒氣客相厥陰之絡脈也. 背與心相引痛者, 寒氣客於背兪之脈, 注於心, 相引痛. 厥[7]氣客於陰股, 血泣, 在小腹相引痛. 卒然而痛死者, 寒氣客於五臟, 厥逆上泄[8], 陰氣竭, 陽氣未入, 故卒然痛死, 氣復反則生矣. 視其五色, 黃赤爲熱, 白靑則爲寒, 靑黑爲痛. 經曰, 感虛乃陷不[9], 其留於筋骨之間, 寒多則筋攣骨痛, 熱則骨弛肉消. 但痛痒, 瘡瘍, 癰腫, 血聚者, 皆屬心火熱也, 不可一例爲寒. 凡治痛者, 先察本次, 明經絡皮部虛實, 用藥無悞矣.

---

4 락(絡) : 원본은 '락(絡)'이지만, 전자판 사고전서본 ≪선명방론(宣明方論)≫ 권13 <제통문(諸痛門) 총론(總論)>에 근거할 때 '복(腹)'의 오식으로 판단된다.

5 상(相) : 원본은 '상(相)'이지만, 전자판 사고전서본 ≪선명방론(宣明方論)≫ 권13 <제통문(諸痛門) 총론(總論)>에 근거할 때 '어(於)'의 오식으로 판단된다.

6 락(絡) : 원본은 '락(絡)'이지만, 전자판 사고전서본 ≪선명방론(宣明方論)≫ 권13 <제통문(諸痛門) 총론(總論)>에 근거할 때 '복(腹)'의 오식으로 판단된다.

7 궐(厥) : 전자판 사고전서본 ≪선명방론(宣明方論)≫ 권13 <제통문(諸痛門) 총론(總論)>에는 한(寒)으로 되어 있어 다르지만, 원본의 '궐(厥)'이 앞에 나오는 한(寒)을 가리킨다고 볼 수 있다.

8 설(泄) : 원본은 '설(泄)'이지만, 전자판 사고전서본 ≪선명방론(宣明方論)≫ 권13 <제통문(諸痛門) 총론(總論)>에 근거할 때 '옹(壅)'의 오식으로 판단된다.

9 불(不) : 원본은 '불(不)'이지만, 전자판 사고전서본 ≪선명방론(宣明方論)≫ 권13 <제통문(諸痛門) 총론(總論)>에 근거할 때 '하(下)'의 오식으로 판단된다.

≪인재직지방(仁齋直指方)≫[直指方]
直指方

신체 통증의 증상과 치법
身疼證治

인삼순기산(人蔘順氣散)[人參順氣散]. 신체 통증의 통용방이다.[처방이 제풍문(諸風門)에 보인다.]. 여기에 천궁(川芎) 반 냥을 더하면 풍사(風邪)도 흩어지게 한다.

人參順氣散. 身疼通用[方見諸風門.]. 更增川芎半兩, 亦散風邪.

좌경원(左經圓). 사향원(麝香圓). 증미오비탕(增味五痺湯). 풍(風)이 넘쳐 몸이 아픈 것을 치료한다[처방이 모두 제풍문에 보인다.].

左經圓. 麝香圓. 增味五痺湯. 治風淫身痛[方竝見諸風門.].

가제제습탕(加劑除濕湯), 생부제습탕(生附除濕湯)[처방이 모두 제습문(諸濕門)에 보인다.], 오령산(五苓散)[처방이 수종문(水腫門)에 보인다.]. 모두 습(濕)에 상하여 몸이 아픈 것을 치료한다.

加劑除濕湯, 生附除濕湯[方竝見諸濕門.], 五苓散[方見水腫門.]. 竝主傷濕身痛.

황기건중탕(黃芪建中湯)[黃耆建中湯][처방이 제습문에 보인다.]. 천궁·당귀를 더하면 어혈의 공격으로 인한 신체 통증을 치료할 수 있다.

黃耆建中湯[方見諸濕門.]. 加川芎·當歸, 治血刺身痛.

대반하탕(大半夏湯)[처방이 해수문(咳嗽門)에 보인다.]. 육계(肉桂)[辣桂]·진피(陳皮)를 더하면 담증(痰證)으로 인한 신체 통증을 치료할 수 있다.

大半夏湯[方見咳嗽門.]. 加辣桂·陳皮, 治痰證身痛.

소담복령원(消痰伏苓圓). 팔의 통증으로 손을 들거나 혹 좌우로 돌리지 못하며 양팔을 남이 잡아당기는 것 같은 증상을 치료한다.

둥글고 하얀 반하(半夏)[끓는 물에 3번 씻어서 잘라 부수고 햇볕에 말린 것, 1냥 반], 복령(茯令)[1냥], 풍화박초(風化朴硝)[風化朴消)[1푼], 지각(枳殼)[밀기울에 볶은 것, 1냥 반].

위를 가루 내어 생강즙을 넣고 쑨 묽은 밀가루풀로 벽오동씨 크기로 환을 만들어 한 번에 30알씩 식후에 생강 달인 물로 넘긴다.

消痰伏苓圓. 治臂痛不能擧手, 或左右轉移, 或兩臂如人抽拽.

圓白半夏[湯洗參次, 切碎, 日乾, 壹兩半], 伏苓[壹兩], 風化朴消[一分], 枳殼[麩炒, 半兩].

右末, 薑汁煮稀麪糊圓, 桐子大, 每三拾圓, 食後薑湯下.

천선음(天仙飮). 담이 흘러들어 생긴 팔의 통증을 치료한다.

편자강황(片子薑黃)[6돈], 천선등(天仙藤)·강활(羌活)·백출(白朮)·백지초(白芷梢)[각각 3돈], 반하(半夏)[법제한 것, 반 냥].

위의 약재를 썰어서 매번 3돈씩 복용하되, 생강 5쪽을 달인 물로 복용한다. 중간에 천금오투원(千金五套圓)을 삼킨다[처방이 비위문(脾胃門)에 보인다.].

天仙飮. 治痰注臂痛.

片子薑黃[陸錢], 天仙藤·羌活·白朮·白芷梢[各參錢], 半夏[製, 半兩].

右剉, 每服三錢, 薑五片煎服. 間下千金五套圓[方見脾胃門.]

백원자(白圓子). 모든 풍(風)으로 인한 담연(痰涎)에 통용한다.

동그랗고 하얀 반하(半夏)[7냥, 생수에 담가 씻어서 걸러낸 것], 남성(南星)[3냥], 백부자(白附子)[생것, 2냥], 천오두(川烏頭)[생으로 껍질과 배꼽을 제거한 것, 반 냥].

위의 약재를 곱게 가루 내어 생비단자루에 넣고 정화수를 부어 흔들어 손으로 쥐어짠 뒤 찌꺼기를 꺼낸다. 다시 갈아서 자루에 넣고 끝까지 흔들어 내고 자기그릇에 놓고 햇볕에 말린다. 밤부터 새벽까지 내놨다가 이전의 물은 버리고 새로운 물로 바꿔서 흔들어 햇볕에 말린 후, 아침 일찍 또 새로운 물로 갈아주고 흔들어 말린다. 봄에는 5일, 여름은 3일, 가을은 7일, 겨울은 10일을 물을 버리고 햇볕에 말린다. 갈아낸 후 찹쌀 가루로 쑨 죽의 맑은 웃물로 녹두알 크기의 환을 만들어 매번 30알씩 생강을 끓인 물에 삼킨다. 음주로 담(痰)이 쌓이고 목뒷덜미가 붓는 것을 치료한다. 백원자 2돈을 갈아낸 가루를 백두구(白豆蔻)와 축사인(縮砂仁)을 달인 물에 섞어 마시면 담(痰)을 토하고는 바로 낫는다. 이후로는 이진탕(二陳湯)에 형개(荊芥)를 더해 복용한다[처방이 제학문(諸瘧門)에 보인다.].

白圓子. 諸風痰涎通用.

圓白半夏[七兩, 生水浸, 洗過], 南星[參兩], 白附子[生, 二兩], 川烏頭[生, 去皮臍, 半兩].

右細末, 入生絹袋, 井水擺以手揉, 出滓. 再硏, 入袋擺盡, 磁盆中曬, 露星至曉, 棄舊水, 換新水攪曬, 次早又換新水, 攪曬, 春五日, 夏三日, 秋柒日, 冬拾日, 去水曝乾. 硏開, 糯米粉煎粥淸圓菉豆大, 每參拾圓, 薑湯下. 治酒家痰壅項腫, 白圓子貳錢, 硏末, 白豆蔻・縮沙煎湯調下, 吐痰立愈. 自後, 二陳湯. 加荊芥服[方見諸瘧門.].

파호근주(婆蒿根酒). 풍이 넘치고 습이 정체되어 손발을 들지 못하고 근육과 관절이 당기고 아픈 것을 치료한다. 관절을 통하게 하는 약을 먼저 복용한다.

전갈(全蝎)[7개, 새기와 위에서 약간 볶아서 갈아낸 것], 사향(麝香)[1자(字는 1푼 2반)].

위의 약재를 오래된 술 3잔에 섞어서 빈속에 1번 복용하는데, 뚫렸다고 느껴지면 멈추고 뚫리지 않았으면 다음날 다시 한 번 복용할 양을 만든다. 그래도 병이 다 사라지지 않으면 이후부터는 오로지 파호근(婆蒿根)을 깨끗이 씻어내 잘라 부순 뒤 술에 끓여 하루에 2번 복용하면 몹시 효과가 좋다.

婆蒿根酒. 治風淫濕滯, 手足不擧, 筋節攣疼. 先與通關用.

全蝎[七箇, 新瓦上微炒, 末之], 麝[一字].

右, 老酒參盞, 空心調作一服, 如覺已透則止, 未透, 次日再作一劑. 然病未盡除, 自後專以婆蒿根洗淨, 切碎, 酒煎, 日貳服, 神效.

소음원(消飮圓). 배출원(倍朮圓). 술에 찌들어 생긴 정체된 담음으로 팔에 생기는 통증을 치료한다[처방이 모두 수종문(水腫門)에 보인다.].

消飮圓. 倍朮圓. 治酒癖停飮, 臂痛[方竝見水腫門.].

침향별갑산(沈香鼈甲散). 과로로 인한 몸의 통증을 치료한다.

침향(沈香)·인삼(人蔘)[人參]·우슬(牛膝)·복령(茯令)·진교(秦艽)·목향(木香)·황기(黃芪)[약간 구운 것]·파극(巴戟)[심(心)을 제거한 것]·당귀(當歸)·반하(半夏)[법제한 것]·시호(柴胡)·형개(荊芥)[각각 반 냥], 포부자(炮附子)[熟附子]·매운 육계(肉桂)[辣桂][거친 부분을 제거한 것]·별갑(鱉甲)[물에 담가 가장자리는 떼어 버리고 식초를 넣고 누렇게 구운 것. 각각 1냥], 강활(羌活)·숙지황(熟地黃)[씻어서 술에 담가 찐 다음 말린 것, 7돈 반], 전갈(全蝎)[2돈 반], 큰 육두구(肉豆蔻)[4개].

위의 약재를 매번 2돈씩마다 총백(蔥白) 2치[寸], 생강 3쪽, 대추 2알을 넣어 식전에 달여 복용하되, 따뜻한 술에 타서 넘기면 더욱 좋다.

沈香鼈甲散. 治勞倦身痛.

沈香·人參·牛膝·伏苓·秦艽·木香·黃耆[微炙]·巴戟[去心]·當歸·半夏[製]·柴胡·荊芥[各半兩], 熟附子·辣桂[去麤]·鼈甲[浸去裙, 醋炙黃. 各一兩], 羌活·熟地黃[洗, 酒蘸蒸焙, 七錢半], 全蝎[貳錢半], 大肉豆蔻[四箇].

右末, 每貳錢, 葱白貳寸, 薑三片, 棗二枚, 食前煎服, 溫酒調下尤妙.

십보탕(十補湯)에 법제(法製) 반하(半夏)와 육계(肉桂)를 더하면 피로로 인한 몸의 통증을 치료한다[처방이 고냉문(痼冷門)에 보인다.].

十補湯, 加製半夏添桂, 治勞倦身痛[方見痼冷門.].

서근산(舒筋散). 풍이 넘치고 어혈의 찔러서 생기는 몸의 동통과 사지가 오그라들고 경련이 나는 것을 치료한다.

현호색(玄胡索)[延胡索][볶은 것]·매운 육계[辣桂][거친 부분을 제거한 것]·당귀(當歸)[같은 양].

위의 약재를 가루 내어 매번 2돈씩 술에 섞어 넘긴다. 현호색은 혈을 순환시키며 풍사(風邪)를 제거하며 기를 다스린다.

舒筋散. 治風淫血刺, 身體疼痛, 四肢拘攣.

延胡索[炒]·辣桂[去麤]·當歸[等分].

右末, 每貳錢, 酒調下. 延胡索活血, 除風, 理氣.

보수단(補髓丹). 진원(眞元)을 보태어서 팔의 통증과 허리의 통증을 치료한다.

두충(杜沖)[杜仲][거친 껍질을 제거하고 까맣게 볶은 것, 10냥], 파고지(破古紙)[10냥, 지마(芝麻) 5냥과 함께 볶고 지마가 까맣게 될 때를 기다렸다가 체에 걸러 낸 것], 녹용(鹿茸)[2냥, 술에 구운 것], 몰약(沒藥)[1냥, 따로 간 것].

위의 약재를 곱게 가루 내고 뜨거운 물에 담가 껍질을 벗긴 호두살 30개를 찧어서 고를 만든 다음 <여기에> 밀가루 조금과 술을 넣고 끓여서 쑨 풀로 벽오동씨 크기로 환을 만든다. 매번 100알씩 빈속에 소금을 넣고 끓인 물[鹽湯]로 넘긴다.

補髓丹. 補益眞元, 治臂痛腰痛.

杜仲[去麁, 炒黑, 拾兩], 破故紙[拾兩, 用芝麻五兩同炒, 候芝麻黑, 篩去之], 鹿茸[二兩, 酒炙], 沒藥[壹兩, 別硏].

右細末, 用胡挑肉參拾箇, 湯浸去皮, 杵爲膏, 入麪少許, 酒煮糊圓桐子大. 每百粒, 空心鹽湯下.

≪선명방론(宣明方論)≫[宣明論]
宣明論

신사일립단(神砂壹粒丹). 일체 궐심통(厥心痛), 소장방광통(小腸膀胱痛)이 그치지 않는 것을 치료한다.

부자(附子)[1냥, 습지에 싸서 잿불에 묻어 구운 것]·울금(鬱金)·귤홍(橘紅)[부자와 같은 양만큼 쓴다.].

위의 약재를 가루 내어 식초를 넣은 밀가루풀로 산조인 크기의 환을 만들고, 주사로 옷을 입혀 매번 1알씩 복용한다. 남자는 술로 삼키고, 부인은 식초 끓인 물에 삼키는데, 복용을 마치고 또 산자(散子)를 복용한다.

神砂壹粒丹. 治一切厥心痛, 小腸膀胱痛, 不可止者.

附子[壹兩, 炮]·鬱金·薑10紅[等附子停用.].

右爲末, 醋麪糊爲丸, 如酸棗大, 以朱砂爲衣, 每服壹丸. 男子酒下, 婦人醋湯下, 服罷又服散子.

신성대침산(神聖代鍼散).

유향(乳香)·몰약(沒藥)·당귀(當歸)·천궁(川芎)·향백지(香白芷)[각각 반 냥], 원청(元靑) [1냥, 발과 날개를 제거한 것].

위의 약재를 곱게 가루 내어 다시 갈아 매번 1자(字[1자는 2푼 반])씩 복용하는데, 병이 심한 사람은 반 돈을 먼저 좋은 차 1잔에 떨어뜨린 후에 차 위에 뜬 약가루를 저어서 재채기가 나오지 않도록 해서 즉시 조금씩 서둘러 마신다. 마음이 놀라 죽을 것 같은 경우, 소장기(小腸氣)로 각궁처럼 뒤틀린 것, 방광이 붓고 딱딱해진 것, 일체의 기가 찌르고 허증(虛證)으

10 강(薑): 원본은 '강(薑)'이지만 전자판 사고전서본 ≪선명방론(宣明方論)≫ 권13 <제통문(諸痛門) 총론(總論)>에 근거할 때 '귤(橘)'의 오식으로 판단된다.

로 인한 통증, 아울러 부인의 혈벽(血癖), 어혈로 인한 찌르는 듯한 통증, 혈미(血迷), 혈훈(血暈), 어혈이 심장을 찌르는 것, 태의(胎衣)가 나오지 않는 것, 난산(難産) 등 통증을 동반한 질병에 복용하면 크게 신묘한 효험이 있는데, 다만 질병 증상과 용약을 상세히 알아야만 한다.

神聖代鍼散.

乳香・沒藥・當歸・川芎・香白芷[各半兩], 元靑[一兩, 去足翅].

右爲細末, 更硏, 每服壹字, 病甚者, 半錢, 先點好茶壹盞, 次摻藥末在茶上, 不得吹攪, 立地細細急呷之. 心驚欲死者, 小腸氣, 搐得如角弓, 膀胱腫硬, 一切氣利[11], 虛痛, 幷婦人血癖, 血刺, 血迷, 血暈, 血衝心, 胎衣不下, 難産, 但一切痛疾, 服之大有神驗, 只是要詳疾證用藥.

회향환(茴香丸). 남자와 부인의 배꼽과 아랫배 통증과 흉격을 찌르는 통증이 멎지 않는 것을 다스린다.

회향(茴香)[볶은 것]・양강(良薑)・관계(官桂)[각각 반 냥], 창출(蒼朮)[1냥, 쌀뜨물에 담근 것].

위의 약재를 가루 내어 술에 끓여서 쑨 밀가루풀로 벽오동씨 크기로 환을 만들어 매번 10알씩 복용하는데, 생강을 끓인 물에 삼키면 통증이 그친다. 따뜻한 술로 넘길 때는 빈속이나 식후에 복용한다.

茴香丸. 治男子婦人臍腹疼痛, 利[12]胸膈不止者.

茴香[炒]・良薑・官桂[各半兩], 蒼朮[壹兩, 甘浸].

右爲末, 酒煮麪糊和丸, 如桐子大, 每服拾丸, 生薑湯, 下[13]痛. 溫酒下, 空心食後.

---

11 리(利): 원본은 '리(利)'이지만, 전자판 사고전서본 ≪선명방론(宣明方論)≫ 권13 <제통문(諸痛門) 총론(總論)>에 근거할 때 '자(刺)'의 오식으로 판단된다.

12 리(利): 원본은 '리(利)'이지만, 전자판 사고전서본 ≪선명방론(宣明方論)≫ 권13 <제통문(諸痛門) 총론(總論)>에 근거할 때 '자(刺)'의 오식으로 판단된다.

13 하(下): 원본은 '하(下)'이지만, 전자판 사고전서본 ≪선명방론(宣明方論)≫ 권13 <제통문(諸痛門) 총론(總論)>에 근거할 때 '지(止)'의 오식으로 판단된다.

진통환(趁痛丸). 일체 옮겨다니는 동통, 부인의 경맥(經脈) 정체, 수종(水腫)으로 인한 복창(腹脹)을 다스린다.

감수(甘遂)・대극(大戟)・원화(芫花)・황견우(黃牽牛)[각각 같은 양].

위의 약재를 가루 내어 메밀과 밀을 함께 가루 낸 것을 섞어서 떡을 만들고, 잘라서 바둑돌처럼 만든 뒤 삶은 물로 복용하는데, 대소변이 나올 때까지 매번 1돈씩 복용하며, 허실을 살펴 가감한다.

趁痛丸. 治一切走注疼痛, 婦人經脈住滯, 水腫腹脹.

甘遂・大戟・元花・黃牽牛[各等分].

右爲末, 以蕎麪同末, 和作餠子, 扞切爲棋子, 煮熟服之, 得利爲度, 每服壹錢, 加減相虛實.

육합산(六合散). 일체 딱딱한 대변, 땀흘린 후 남은 열이 밖으로 통하지 못하는 것을 치료한다. 또한 '금약시산(金鑰匙散)'이라고 부른다. 아울러 소장의 기가 뭉친 것, 가슴과 배가 그득한 것, 흉중에 기운이 맺혀 답답한 것, 여기저기 옮겨 다니는 동통을 치료한다.

대황(大黃)[1냥, 종이에 싸서 볶은 것], 백견우(白牽牛)[반 냥, 생것], 흑견우(黑牽牛)[약간 볶은 것]・감수(甘遂)[각각 반 냥], 빈랑(檳郎)[3푼, 생것], 경분(輕粉).

위의 약재를 곱게 가루 내어 매번 1돈씩 복용하는데, 꿀물에 타서 삼킨다. 복용량은 허실에 따라 가감한다.

六合散. 治一切燥結, 汗後餘熱宣轉不通. 亦名金鑰匙散. 幷治小腸氣結, 血[14]腹滿, 胸中結痞, 走疰疼痛.

大黃[一兩, 紙裹炒], 白牽牛[半兩, 生], 黑牽牛[微炒]・甘遂[各半兩], 檳榔[參分[15], 生], 輕粉.[16]

---

14 혈(血) : 원본은 '혈(血)'이지만, 전자판 사고전서본 ≪선명방론(宣明方論)≫ 권13 <제통문(諸痛門) 총론(總論)>에 근거할 때 '심(心)'의 오식으로 판단된다.

15 분(分) : 원본은 '분(分)'이지만, 전자판 사고전서본 ≪선명방론(宣明方論)≫ 권13 <제통문(諸痛門) 총론(總論)>에 근거할 때 '전(錢)'의 오식으로 판단된다.

16 경분(輕粉) : 원본은 '경분(輕粉)'이지만, 전자판 사고전서본 ≪선명방론(宣明方論)≫

右爲細末, 每服壹錢, 蜜水調下, 服量實虛加減.

정통환(定痛丸). 타박 손상, 근골동통을 치료한다. 타박으로 골절된 경우에는 먼저 뼈를 맞추고 대나무를 껴서 고정시킨 후 좋은 술에 마황(麻黃) 3돈을 삼킨 연후라야 복용한 약이 크게 효과가 있다.

삭조근백피(蒴藋根白皮)[말린 것, 반 냥], 유향(乳香)[1푼], 천초(川椒)·당귀(當歸)·몰약(沒藥)·적작약(赤芍藥)·천궁(川芎)·자연동(自然銅)[이상 각각 반 냥].

위의 약재를 가루 내어 밀랍에 녹여 탄환 크기의 환을 만든 다음, 잘게 씹어 술로 1알을 넘긴다. 뼈가 부서진 자는 먼저 대나무 조각을 대어 3~5일 고정시키고, 붓기가 빠지면 조금씩 복용하도록 한다.

定痛丸. 治打撲損傷, 筋骨疼痛[17], 如[18]骨損者, 先整骨, 用竹夾定, 然後[19]用好酒下麻黃參錢, 然後服藥大效.

蒴藋根白皮[20][乾, 半兩], 乳香[壹分], 川椒·當歸·沒藥·赤芍藥·川芎·自然銅[已上各半兩].

右爲末, 鎔臘爲丸, 如彈子大, 細嚼酒下壹丸. 骨碎者, 先用竹夾夾定參五日, 依舊小可與服.

향각산(香殼散). 소장기(小腸氣), 아랫배가 쥐어짜듯 아픈 것, 사타구니와 넓적다리의 근육 긴장으로 인해 발생한 통증과 번민으로 인사불성인

권13 <제통문(諸痛門) 총론(總論)>에는 '경분(輕粉)' 뒤에 '일전(一錢)'이 생략되어 있다.

17 통(痛): 원본은 '통(痛)'이지만, 전자판 사고전서본 ≪선명방론(宣明方論)≫ 권13 <제통문(諸痛門) 총론(總論)>에는 '통(痛)' 뒤에 '등(等)'이 있다.

18 여(如): 원본은 '여(如)'이지만, 전자판 사고전서본 ≪선명방론(宣明方論)≫ 권13 <제통문(諸痛門) 총론(總論)>에는 '타박(打撲)'으로 되어 있다.

19 연후(然後): 원본은 '연후(然後)'이지만, 전자판 사고전서본 ≪선명방론(宣明方論)≫ 권13 <제통문(諸痛門) 총론(總論)>에는 '선(先)'으로 되어 있다.

20 삭조근백피(蒴藋根白皮): 전자판 사고전서본 ≪선명방론(宣明方論)≫ 권13 <제통문(諸痛門) 총론(總論)>에는 이 약재가 없다.

것을 치료한다.

팔각회향(八角茴香)[舶上茴香][소금으로 볶은 것]・지각(枳殼)[각각 1냥], 몰약(沒藥)[반 냥].

위의 약재를 가루 내어 매번 1돈씩 복용하는데, 따뜻한 술로 때에 상관없이 삼키는데, 모두 2~3번 복용한다.

香殼散. 治小腸氣, 臍腹攪痛, 急陰股中, 疼悶不省人事.

白[21]上茴香[用鹽炒]・枳殼[各壹兩], 沒藥[半兩].

右爲末, 每服壹錢, 溫熱酒下, 不計時候, 併貳參服.

금침환(金鍼丸). 또한 육신환(六神丸)으로 불린다. 양기가 끊기고 기운이 막히며 심복(心腹)의 통증을 견딜 수 없는 것을 치료한다.

정향(丁香)・목향(木香)・유향(乳香)・아위(阿魏)・경분(輕粉)・주사(朱砂)・빈랑(檳郎)・관계(官桂)・계심(桂心)・파두(巴豆)[껍질을 제거한 것]・행인(杏仁)[껍질을 제거한 것], 불회목(不灰木)・육두구(肉豆蔲)・양기석(陽起石)・골쇄보(骨碎補)[털을 제거한 것. 이상 각각 같은 양].

위의 약을 곱게 가루 내고 밀가루를 물에 풀어 쑨 풀로 팥알[小豆] 크기로 환을 만들어서 매번 1알씩 복용한다. <알약에> 침으로 구멍을 뚫어 소유(小油)를 안에 흘려 넣은 다음, 불꽃이 안에서 두루 돌다가 기름에 잠겨 사그라지면 생강을 씹어 <알약을> 넘기는데, 때에 상관없이 하루에 3번 복용한다. 허실에 따라 가감한다.

金鍼丸. 亦名六神丸. 治陽絶痞氣, 心腹不忍者.

丁香・木香・乳香・阿魏・輕粉・朱砂・檳榔・官桂・桂心・芭豆[去皮]・杏仁[去皮]・不灰木・肉豆蔻・陽起石・骨碎寶[22][去毛. 已上各等分].

右爲細末, 水麪糊爲丸, 如小豆大, 每服壹丸. 針穿作孔子, 小油內滾過, 燈焰內燎遍, 於油中蘸死, 嚼生薑下, 不計時候, 日參服. 虛實加減.

---

21 백(白): 원본은 '백(白)'이지만, 전자판 사고전서본 ≪선명방론(宣明方論)≫ 권13 <제통문(諸痛門) 총론(總論)>에 근거할 때 '박(舶)'으로 되어 있다.

22 보(寶): 원본은 '보(寶)'이지만, 전자판 사고전서본 ≪선명방론(宣明方論)≫ 권13 <제통문(諸痛門) 총론(總論)>에 근거할 때, '보(補)'의 오식으로 판단된다.

일립금단(壹粒金丹). 허리와 무릎을 옮겨다니는 통증이 호랑이에게 물린 것 같은 경우를 치료한다.

초오두(草烏頭)・오령지(五靈脂)[각각 1근], 목별자(木鼈子)[4냥], 백교향(白膠香)[반 근], 지룡(地龍)[4냥, 흙을 제거하여 볶은 것], 세묵(細墨)[1냥], 유향(乳香)[1냥], 당귀(當歸)[2냥, 불에 쬐어 말린 것], 몰약(沒藥)[2냥], 사향(麝香)[1돈].

위의 약재를 가루 내어 다시 1천 번을 간 후에 찹쌀과 밀가루풀로 벽오동씨 크기로 환을 만들어 매번 1~2알씩 복용하는데, 따뜻한 술에 삼킨다. 약을 복용한 뒤 온몸에 살짝 땀이 나면 신묘한 효험이 있다.

壹粒金丹. 治腰膝走注疼痛如虎者[23]

草烏頭・五靈脂[各壹斤], 木鼈子[四兩], 白膠香[半斤], 地龍[四兩, 去土, 炒], 細墨[壹兩], 乳香[壹兩], 當歸[貳兩, 焙], 沒藥[二兩], 麝香[壹錢].

右爲末, 再硏壹千下, 糯米麪糊和丸, 如桐子大, 每服一丸至二丸, 溫酒下. 喫藥罷, 遍身微汗, 神驗.

몰약산(沒藥散). 일체 심복(心腹)[心肚] 동통으로 견딜 수 없는 것을 치료한다.

몰약(沒藥)[유향(乳香)과 따로 간 것]・유향(乳香)[각각 3돈], 천산갑(穿山甲)[5돈, 구운 것], 목별자(木鼈子)[4돈].

위의 약재를 곱게 가루 내어 매번 반 돈에서 1돈 정도를 술 반 큰잔[大盞]에 함께 달여서 때에 상관없이 따뜻하게 하여 복용한다.

沒藥散. 治一切心肚疼痛, 不可忍者.

沒藥[乳香, 別硏]・乳香[各參錢], 川山甲[五錢, 炙], 木鼈子[四錢].

右爲細末, 每服半錢一錢, 酒大半盞, 同煎溫服, 不計時候.

---

23 자(者) : 원본은 '자(者)'이지만, 전자판 사고전서본 ≪선명방론(宣明方論)≫ 권13 <제통문(諸痛門) 총론(總論)>에 근거할 때, '교(嚙)'의 오식으로 판단된다.

≪동원시효방(東垣試效方)≫
東垣試效方

신체마목(身體痲木)[身體痲木]
身體痲木

정미년(丁未年 1247년) 9월쯤 이정신(李正臣)의 부인이 병이 들어 육맥(六脈)[24]을 짚었는데 모두 현맥을 얻었다. 홍맥(洪脈)과 완맥(緩脈)이 서로 함께 나타났는데, 눌렀을 때 무력하고 그 위에서 현맥(弦脈)이 나타났다. 이는 풍열(風熱)이 아래로 처져서 음중(陰中)에 들어간 탓으로 양도(陽道)가 운행치 않을 때 나타나는 맥이다. 그 증상은 눈을 감으면 온몸이 저리는데, 낮에는 덜하고 밤에는 심하며 눈을 뜨면 저림이 점점 사라지다가 한참 시간이 지나면 완전히 그친다. 늘 눈을 뜨고 있으면 이 증상은 두려울 것이 없지만, 저림으로 도저히 눈을 감을 수 없어 불면증이 생기고 온몸이 모두 무겁다. 때로는 가래 기침이 나오고 흉중에는 항상 가래가 낀 것처럼 답답하고 어떨 때는 번조(煩燥)하고 숨이 가빠지면서 기침을 한다. 피부와 살집은 통통하고 먹는 것은 줄지 않았으며 대소변도 여전하다. 다만 저림 증세를 두려워해서 감히 눈을 감지 못하는 것을 가장 괴로워했다. 안색과 육맥, 형상과 병증을 살펴보니, 서로 순응하여 위배되는 것이 없었다. ≪황제내경영추(黃帝內經靈樞)≫[黃帝鍼經] <한열병(寒熱病)> 제3장에 "양이 가득하면 눈을 치뜨게 되고 동적이며 경쾌하고, 음이 성하면 눈을 감고 정적이며 무겁다."라고 했다. 또 "모든 맥이 다 눈에 속한다."라고 했다. ≪황제내경영추≫[鍼經]에 또 이르길, "눈을 감으면 양도(陽道)가 운행하여 양기(陽氣)가 온몸에 펼쳐지는데, 눈을 감으면 양도가 닫혀 운행하지 못한다. 밤낮이 구분되는 것처

24 육맥(六脈) : 한의학에서 말하는 여섯 개의 맥박으로, 부(浮)·침(沈)·허(虛)·실(實)·삭(數)·지(遲), 혹은 심(心)·간(肝)·신(腎)·폐(肺)·명문(命門)의 총칭이다.

럼 양이 쇠하면 음이 왕성한 것을 알 수 있다."라고 했다. 또 저림 증상이 풍(風) 때문이라는 것은 삼척동자도 모두 그렇게 여기지만, 잘 따져보면 구별할 점이 있다. 오래 앉았다가 일어나도 저린 증상이 있으니, 예컨대 줄로 포박된 사람을 풀어주면 몸이 저린 것을 느끼고는 도저히 움직이지 못하는데 한참이 지나면 증상이 저절로 그친다. 이런 점으로 보면 풍사가 있는 것이 아니라 기가 운행하지 않아 그런 것이니, 어찌 풍을 치료할 필요가 있겠는가? 오직 폐 속의 기운을 보충한다면 저린 증상은 절로 사라질 것이다. 경맥 중 음화(陰火)가 음분(陰分)에 기승해서 화(火)가 그 가운데서 발동하면 저림증이 되는 것을 알 수 있으니, 음화를 함께 제거해야만 한다. 때때로 가래 기침을 하는 것은 쌀쌀한 가을에 밖에 있을 때 상초(上焦)에서 발작한 것이니, 응당 온열(溫熱)의 처방을 써서 피모(皮毛)를 견실하게 만들어야만 한다. 몸이 무겁고 완맥(緩脈)을 띠는 것은 습기(濕氣)가 잠복했다가 발작한 것 때문이다. 때때로 번조 증상을 보이는 경우, 응당 양기를 끌어올리고 기혈을 보태 음화와 습기를 조금씩 빼내고 경맥을 운행시켜 음양을 조화롭게 해줘야만 그치게 된다. 근본적으로 오장육부에 사기(邪氣)가 있는 것이 아니기 때문에 보기승양화중탕(補氣升陽和中湯)으로 다스린다.

丁未年九月間, 李正臣夫人病, 診得六脈, 俱中得弦. 洪緩相合, 按之無力, 弦在其上. 是風熱下陷入陰中, 陽道不行. 是[25]證合目則渾身痲, 晝減而夜甚, 開目則痲木漸退, 久則絶止. 常開其目, 此證不作懼, 其痲木不敢合眼, 致不得眠, 身體皆重. 時有痰嗽, 覺胸中常侶[26]有疾[27]而不利, 時有躁作[28], 氣短促而時喘. 肌膚充盛, 飮食大小便如常. 惟畏其痲木, 不敢合眼, 爲最苦. 觀其色脈形病, 相應而不逆. 黃帝鍼經寒熱病第參, 陽盛瞋目而動輕, 陰盛閉目而靜重. 又云, 諸脈

25 시(是) : 원본은 '시(是)'이지만, 전자판 사고전서본 ≪난실비장(蘭室秘藏)≫에 근거할 때, '기(其)'의 오식으로 판단된다.

26 려(侶) : 원본은 '려(侶)'이지만, 전자판 사고전서본 ≪난실비장(蘭室秘藏)≫에 근거할 때, '사(似)'의 오식으로 판단된다.

27 질(疾) : 원본은 '질(疾)'이지만, 전자판 사고전서본 ≪난실비장(蘭室秘藏)≫에 근거할 때, '담(痰)'의 오식으로 판단된다.

28 유조작(有躁作) : 원본은 '유조작(有躁作)'이지만, 전자판 사고전서본 ≪난실비장(蘭室秘藏)≫에 근거할 때, '번조기(煩燥氣)'의 오식으로 판단된다.

皆屬於目. 鍼經又云, 開目則陽道行, 陽氣遍布周身, 閉目則陽道閉而不行. 如晝夜之分, 知陽衰而陰旺也. 且痲木爲風, 三尺之童皆以爲然, 校之有區別耳. 久坐而起亦有痲木, 謂如繩縛之人, 釋之, 覺痲作而不敢動, 良久則自已. 以此驗之, 非有風邪, 乃氣不行也, 何可治風. 惟補其肺中之氣, 則痲木自去矣. 知經脈中陰火乘其陰分, 火動於中, 爲痲木也, 當兼去其陰火. 時痰嗽者, 秋涼在外, 在上而作也, 當以溫劑實其皮毛. 身重脈緩者, 濕氣伏匿而作也. 時見躁, 當升陽助氣益血, 微瀉陰火與濕, 通行經脈, 調其陰陽則已矣. 非五藏六腑之本有邪也, 補氣升陽和中湯主之.

보기승양화중탕(補氣升陽和中湯).

황기(黃芪)[5돈], 인삼(人蔘)[人參][3돈], 자감초(炙甘草)[4돈], 진피(陳皮)・백출(白朮)[각각 2돈], 백작약(白芍藥)[3돈], 생감초(生甘草)[1돈, 신열(腎熱)을 제거한다.], 초두구(草豆蔻)[1돈 반, 양도(陽道)를 돕고 외한(外寒)을 물리친다.], 승마(升麻)[1돈], 술로 법제한 황벽[酒製黃檗][1돈, 화열(火熱)을 제거한다.], 불이초(佛耳草)[4돈], 당귀신(當歸身)[2돈], 백복령(白茯苓)・택사(澤瀉)・시호(柴胡)[각각 1돈], 창출(蒼朮)[1돈 반].

위의 약재를 잘게 썰어[㕮咀] 매번 3돈씩 저울에 달아 복용하는데, 물 2큰잔이 1잔이 되도록 달여서 찌꺼기는 버리고 아침 식사 후 점심 식사 전에 뜨겁게 해서 복용하는데, 8번 복용하면 낫는다.

補氣升陽和中湯.

黃芪[五錢], 人參[參錢], 炙甘草[四錢], 陳皮・白朮[各貳錢], 白芍藥[參錢], 生甘草[□[29]錢,, 去腎熱.], 草荳蔻[壹錢半, 益陽道, 退外寒.], 升麻[壹錢], 酒製黃檗[壹錢, 瀉火除熱.], 佛耳草[四錢], 當歸身[貳錢], 白茯苓・澤瀉・柴胡[各壹錢], 蒼朮[壹錢半].

右件㕮咀, 每服秤參錢, 水二大盞, 煎至壹盞, 去滓熱服, 早飯後, 午飯前, 八服而愈.

29 □: 원본에는 결락되어 있지만, ≪동원시효방(東垣試效方)≫에는 '일(一)'로 되어 있다.

10월 20일, 된서리가 내릴 때 어느 한 부인이 사지가 무력하고 늘어지는 증상을 앓았는데, 습열(濕熱)이 하초(下焦)에 있었기 때문이다. 위산으로 가슴이 쓰린 것은 탁기(濁氣)가 내려가지 않고 가득 채우려고 하기 때문이다. 눈을 감으면 저리는 증상이 나타나는 것은 양도(陽道)가 운행하지 않기 때문이다. 바람과 추위를 싫어하는 것은 상초(上焦) 부분의 피부 속에서 기가 운행하지 않기 때문이다. 눈을 뜨면 저리지 않은 것은 양도가 운행하는 것을 돕기 때문에 음한(陰寒)의 기가 조금 물러난 것이다. 머리와 눈이 어지러운 것은 풍기(風氣)가 혈분(血分)으로 처져서 밖으로 펼쳐지지 못해서 일어나는데, 불을 가까이 하면 생긴다.

十月二十日, 嚴霜作時, 有一婦人病四肢無力痿厥, 濕熱在下焦也. 醋心者, 濁氣不降欲爲滿也. 合目痲木作者, 陽道不行也. 惡風寒者, 上焦之分, 皮膚中氣不行也. 開目不痲者, 助陽道行, 故陰寒之氣少退也. 頭目眩運, 風氣下陷於血分, 不得伸越而作也, 近火則有之.

충화보기탕(沖和補氣湯).

강활(羌活)[7푼], 독활(獨活)[3푼], 시호(柴胡)[2푼], 인삼(人蔘)[人參][1돈], 감초(甘草)[구운 것, 반 돈], 백작약(白芍藥)[3돈], 황기(黃芪)[2돈], 백출(白朮)[1돈], 창출(蒼朮)[2돈], 귤피(橘皮)[2돈], 황백(黃栢)[3푼], 황련(黃連)[1푼], 택사(澤瀉)[1돈], 저령(豬苓)[1돈], 신국(神麴)[麹][2푼], 목향(木香)·초두구(草豆蔻)[각2푼], 마황(麻黃)[마디를 제거하지 않은 것, 2푼], 승마(升麻)[반 돈], 당귀신(當歸身)[3푼].

위의 약재를 두 번 복용할 양으로 나눠 매번 물 2잔이 1잔이 되도록 달여 찌꺼기는 버리고 약간 뜨겁게 하여 복용하는데, 식후 한참 뒤에 복용하면 신묘한 효과가 있다.

沖和補氣湯.

羌活[七分], 獨活[參分], 柴胡[二分], 人參[壹錢], 甘草[炙, 半錢], 白芍藥[參錢], 黃芪[二錢], 白朮[壹錢], 蒼朮[二錢], 橘皮[貳錢], 黃檗[參分], 黃連[壹分], 澤瀉[壹錢], 猪苓[壹錢], 麹[貳分], 木香·草荳蔻[各二分], 痲黃[不去節, 二分], 升痲[半錢], 當歸身[參分].

右件分作貳服, 每服水貳盞, 煎至壹盞, 去滓, 稍熱服, 食遠, 神效.

≪세의득효방(世醫得效方)≫[得效方]
得效方

신체 통증
身疼

풍증(風證)에는 오약순기산(烏藥順氣散)을 쓴다. 또는 '통기구풍탕(通氣驅風湯)'이라고 말한다. 대천궁(大川芎)을 더한다[처방이 제풍문(諸風門)에 보인다.].

風證, 烏藥順氣散. 又名通氣驅風湯. 加大川芎[方見諸風門.].

한증(寒證)에는 향갈탕(香葛湯)을 쓴다. 땀을 낸 즉시 효과가 있다. 혹 패독산(敗毒散)을 쓰기도 한다[처방이 상한문(傷寒門)에 보인다.].

寒證, 香葛湯. 發汗卽效. 或用敗毒散[方見傷寒門.].

습증(濕證)에는 제습탕(除濕湯), 오령산(五苓散) 처방을 쓴다[처방이 제습문(諸濕門)과 제서문(諸暑門)에 보인다.].

濕證, 除濕湯, 五苓散方[方見諸濕諸暑門.].

혈체(血滯)에는 당귀건중탕(當歸建中湯)을 쓴다[처방이 심복통문(心腹痛門)에 보인다.]. 또는 서근산(舒筋散) 처방을 쓴다. 안에 현호색(玄胡索)이 있어 혈을 흐르게 하고 풍을 제거하며 기를 다스린다[처방이 요각문(腰脚門)에 보인다.].

血滯, 當歸建中湯[方見心腹痛門.]. 或用舒筋散方. 於內有延胡索, 活血除風理氣[方見腰脚門.].

냉담(冷痰)에는 이진탕(二陳湯)에 매운 육계(肉桂)[辣桂], 생강(生薑), 오매(烏梅)를 더하고 달인다[처방이 제학문(諸瘧門)에 보인다.].

冷痰, 作二陳湯, 加辣桂生薑烏梅煎[方見諸瘧門.].

노권(勞倦)에는 진교별갑산(秦艽鼈甲散)을 쓴다. 남자와 부인의 기혈이 과로로 손상되어 사지가 권태롭고 살이 빠지며 뼈마디가 화끈거리며 아픈 것, 머리가 어지럽고 볼이 붉은 것, 사지가 메마른 것, 안색이 누렇게 뜬 것, 입과 입술이 건조한 것, 심장이 두근거리고 답답한 것, 가래와 기침이 나오는 것, 허리와 등이 당기는 통증으로 일어나거나 누울 때 자나깨나 편하지 않은 것, 정신이 황홀한 것, 때로 도한(盜汗)이 나는 것, 입이 쓰고 입맛이 없어 식욕이 없는 것을 치료하고, 아울러 산람장기(山嵐瘴氣)[30]로 오한과 발열이 반복되는 것까지 모두 치료한다.

형개(荊芥)[가시를 제거한 것, 1냥], 패모(貝母)[심을 제거한 것, 1냥], 백지(白芷)[반 냥], 산약(山藥)·천선등(天仙藤)·전호(前胡)[노두를 제거한 것. 각각 1냥], 강활(羌活)·육계(肉桂)[각각 반 냥], 별갑(鱉甲)[주름 부위를 제거하고 식초에 구운 것], 진피(陳皮)[흰부분을 제거한 것]·진교(秦艽)[노두를 제거하고 씻은 것]·감초(甘草)[구운 것. 각각 1냥].

위의 약재를 썰고 가루 내어 매번 2돈씩 복용하는데, 물 1잔에 생강 3쪽을 함께 8할이 될 때까지 달여서 때에 상관없이 약간 뜨겁게 하여 복용하는데, 술에 타 먹어도 좋다. 늘 복용하면 기혈을 기르고 조화시키며 권태로움을 풀어준다.

勞倦, 秦艽鼈甲散. 治男子婦人氣血勞傷, 四肢倦怠, 肌體羸瘦, 骨節煩疼, 頭昏頰赤, 肢體枯槁, 面色萎黃, 唇焦口乾, 心煩熱, 痰涎咳嗽, 腰背引痛, 乍起乍臥, 夢寐不寧, 神情恍惚, 時有盜汗, 口苦無味, 不美飮食, 及治山嵐瘴氣, 寒熱往來, 竝能治之.

荊芥[去梗, 壹兩], 貝母[去尖[31], 壹兩], 白芷[半兩], 山藥·天仙藤·前胡[去蘆.

30 산람장기(山嵐瘴氣): 간에 있는 습열이 훈증할 때 생기는 좋지 못한 기운으로 인해 사람에게 해를 주는 일종의 사기로 보통 전염성을 띤다.

31 첨(尖): 원본은 '첨(尖)'이지만, 전자판 사고전서본 ≪세의득효방(世醫得效方)≫에 근

各壹兩], 羌活・肉桂[各半兩], 鼈甲[去裙, 醋炙], 陳皮[去白], 秦艽[去蘆, 洗], 甘草[炙. 各壹兩].

右剉散, 每服貳錢, 水壹盞, 薑三片, 同煎至八分, 稍熱服, 不拘時, 酒調亦得. 常服養氣調血, 解倦怠.

허손증(虛損證)에는 십보탕(十補湯)에 반하(半夏)・진교(秦艽)・육계(肉桂)를 매번 복용할 때마다 각각 반 돈씩 더하여 쓴다[처방이 제허문(諸虛門)에 보인다.].

虛損證, 十補湯, 加半夏・秦艽・肉桂, 每服各半錢[方見諸虛門.].

거할 때, '심(心)'의 오식으로 판단된다.

≪제생발수(濟生拔粹)≫[拔粹方]
拔粹方

창출복전산(蒼朮復煎散). 한(寒)과 습(濕)이 서로 만나 두뇌의 통증과 오한이 있고 뒷목·척추·어깨·눈이 아프며 무릎의 통증과 맥이 침홍(沈洪)한 것을 치료한다.

창출(蒼朮)[4냥, 물 2사발을 2큰잔이 되도록 달여 찌꺼기는 버리고 목 아래로 기운을 내리는 약[下項藥]과 함께 가루 내어 넣는다.], 강활(羌活)[1돈], 승마(升麻)·택사(澤瀉)·시호(柴胡)·고본(古本)·백출(白朮)[각각 반 돈], 황백(黃栢)[3돈], 홍화(紅花)[조금].

위의 약재를 달여 찌꺼기는 버리고 빈속에 약간 뜨겁게 하여 복용하고, 살짝 땀을 내면 효험이 좋다. 술과 국수[濕麪]를 피한다.

蒼朮復煎散. 治寒濕相合, 腦痛惡寒, 項筋脊骨胛眼痛, 膝臏痛, 脈沈洪.

蒼朮[四兩, 水二椀, 煎至二大盞, 去滓, 入下項藥末.], 羌活[一錢], 升麻·澤瀉·柴胡·藁本·白朮[各半錢], 黃柏[參錢], 紅花[少許].

右煎, 去滓, 稍熱服之, 空心, 取微汗爲效. 忌酒·濕麪.

≪운화현추(運化玄樞)≫

運化玄樞

3월 3일 복숭아꽃을 따다 가루 내어 모아두었다가 7월 7일이 되면 닭에서 취한 피를 섞어 얼굴과 몸 위에 바르면, 2~3일 후에 피부가 백옥처럼 하얗게 된다.

7월 입추(立秋)에는 목욕해서는 안 되니, 사람의 피부를 거칠고 마르게 하여 흰 각질이 생기는 경우가 많다.

季春之月初三日, 取桃花末收之, 至七月七日, 取烏鷄血和塗面及身上, 二三日後, 肌白如玉.

孟秋之月立秋日, 不可浴, 令人皮膚麁燥, 多生白屑.

사지문(四肢門) 해제

1. 개요

≪의방유취(醫方類聚)≫ 권83(사지문 1), 권84(사지문 2)에 수록되어 있으며, 사지 전반에 나타나는 여러 병증에 대한 설명과 치료법을 담고 있다.

2. 구성

서두에 목록이 나오고, 병론(病論)·방약(方藥)·침구(鍼灸)의 순서에 따라 본문이 구성되어 있다. 이 중에서 '병론'에는 수족 사지에 나타나는 대지(代指), 굳은살, 손발톱 거스러미, 티눈, 수족 통증, 수족 피부 균열 등에 대한 생리와 병리, 치료원칙 등이 설명되어 있다. '방약'에는 수족 사지에 나타나는 동통 및 피부 방면의 여러 질환에 나타나는 병증과 각각의 치료에 사용할 수 있는 약재 처방들이 실려 있다. '침구'에서는 수족에서 나타나는 통증과 떨림 등에 대한 치법을 간략히 인용했다. 다만 ≪의방유취≫의 여타 문(門)의 일반적인 구성과 달리 금기(禁忌)와 도인법(導引法)이 기재되어 있지 않은 특징이 보인다.

3. 내용

≪의방유취≫ 권83 '병론'에서는 ≪제병원후론(諸病源候論)≫, ≪신교만전방(神巧萬全方)≫, ≪관견대전양방(管見大全良方)≫, ≪십형삼료(十形三療)≫, ≪금궤방(金匱方≫ 모두 5종의 의서를 인용하였다.

≪제병원후론(諸病源候論)≫에서는 손발가락 끝에 염증이 생기는 대지(代指), 손발의 굳은살, 손발의 거스러미, 티눈, 피부균열, 사지 통증 등의 원인과 증상이 기술되어 있다. ≪신교만전방(神巧萬全方)≫은 사지의 갑저, 대지, 피부균열의 원인을 밝혔다. ≪관견대전양방(管見大全良方)≫에는 팔의 통증에 대한 5가지 견해를 밝히며 그에 따른 치료법을 적었다. ≪십형삼료(十形三療)≫는 수족의 균열, 대지통(代指痛), 겨울에 손에서 열이 나는 것,

무릎 관절에서 소리가 나는 것, 팔다리 마비의 증상과 치법에 대해 논했다.

'방약'은 ≪금궤방(金匱方≫과 ≪비급천금요방(備急千金要方)≫을 시작으로 ≪비예백요방(備預百要方)≫까지 총 36종의 의서를 인용하여 사지 수족에 나타나는 일체 증상에 대한 증상과 처방을 제시했다.

'침구'에 대해서는 ≪십형삼료(十形三療)≫, ≪동원시효방(東垣試效方)≫, ≪주후비급방(肘後備急方)≫ 3종의 의서를 인용하여 손팔의 떨림, 편마비, 수족 통증이 나타나는 경우에 쓸 수 있는 침구 치료 방법을 제시하였다.

4. 의의

≪의방유취≫는 조선 세종대까지의 중국과 우리나라의 최신 의학 이론을 집대성한 문헌이다. 세종대 초판본은 365권, 세조~성종 대의 산삭교정본(刪削校正本)은 266권 264책의 방대한 유서류(類書類)의 종합 의서이다. 이런 점에서 이 책을 통해 당시의 의학 이론과 임상 지식의 활용에 대한 이해의 지평을 넓히고, 이를 바탕으로 서양의학과 구별되는 동양의학 고유의 패러다임과 그 한계를 함께 이해할 수 있는 문헌적 근거를 확인할 수 있다. 특히 <사지문>을 통해 사지 전반에 나타나는 복합적인 동통, 염증, 피부균열 등의 원인과 치법을 살펴볼 수 있다는 점과, 조선 전기 이전 사지 방면 질환에 대한 의약 지식과 문제의식을 공유할 수 있다는 점에서 본서의 의의가 있다.

사지문
四肢門

목록(目錄)

사지문(四肢門)[1]

목록(目錄)

병론(病論)[論]

≪금궤방(金匱方)≫
질궐(跌蹶)로 손가락과 팔이 부운 것[跌蹶手指臂腫]

≪비급천금요방(備急千金要方)≫[千金方]

≪해상선방(海上仙方)≫
손발이 싸늘한 것[手足厥冷]

다리근육이 당기고 아픈 것[足筋急痛]

≪태평성혜방(太平聖惠方)≫[聖惠方]
갑저(甲疽)를 치료하는 여러 처방[治甲疽諸方]
하마산(蝦蟆散)
살을 아물게 하고 부스럼을 마르게 하는 백반산(白礬散)[縮肉乾瘡白礬散]

대지(代指)를 치료하는 여러 처방[治代指諸方]

다섯 손가락의 근육이 당기는 것을 치료하는 여러 처방[治五指筋攣急諸方]

영양각산(羚羊角散)

손가락을 담가서 치료하는 부자탕(附子湯)[淋蘸手指附子湯]

손을 담가서 치료하는 방풍탕(防風湯)[淋蘸防風湯]

손발이 트고 갈라진 것을 치료하는 여러 가지 처방[治手足皸裂諸方]

≪경사증류대전본초(經史證類大全本草)≫[大全本草]

≪위생십전방(衛生十全方)≫

≪조도방(助道方)≫

비경(脾經)에서 습(濕)을 받아 등·어깨·손발이 아픈 것을 치료한다[治脾經受濕, 背肩手足痛]

바람에 쓸려 다리가 갈라지고 아픈 것을 치료한다[治風吹脚裂疼痛]

≪시재의방(是齋醫方)≫

≪쇄쇄록(瑣碎錄)≫[瑣碎錄]

다리가 트고 진무르는 것을 치료하는 처방[治脚皸爛方]

발의 다양한 치료법[足雜治]

벌어진 손발톱에 관한 처방[鬫甲方]

손과 팔의 통증 처방[手臂痛方]

≪인재직지방(仁齋直指方)≫[直指方]

오매 식초 만드는 법[烏梅醋法]

≪외과정요(外科精要)≫

갑저(甲疽)·대지(代指)·감갑(嵌甲) 처방[甲疽代指嵌甲方]

≪선명방론(宣明方論)≫[宣明論]

결양증(結陽證)[사지를 주치한다.]

서각탕(犀角湯)

≪난실비장(蘭室祕藏)≫

시호승마탕(柴胡升麻湯)

제습보기탕(除濕補氣湯)

≪어약원방(御藥院方)≫

고통산(枯痛散)

≪세의득효방(世醫得效方)≫[得效方]

팔의 통증[臂痛]

오약순기산(烏藥順氣散)

오령지산(五靈脂散)

오적산(五積散)

활락탕(活絡湯)

백개자산(白芥子散)

유기음자(流氣飮子)

복령원(茯苓圓)

궁활탕(芎活湯)

공연단(控涎丹)

신보원(神保圓)

서경탕(舒經湯)

방풍통성산(防風通聖散)

바르고 붙이는 약[敷貼藥]

손발이 갈라지고 부을 때[手足裂腫]

백급고(白芨膏)

도포하는 약[傅藥]

≪담헌방(澹軒方)≫

티눈[痳]

다리와 어깨가 다쳤을 때[脚子肩破]

다리의 손상으로 아플 때[脚損痛]

먼 걸음으로 다리가 붓고 아플 때[遠行脚腫痛]

각한기(脚汗氣)

≪주후비급방(肘後備急方)≫[肘後方]

손발에 생기는 여러 질병의 치료[治手足諸病]

≪담료방(澹寮方)≫

팔꿈치와 팔뚝[肘臂]

복령원(茯苓圓)

백출강황탕(白朮姜黃湯)

사지문(四肢門)[2]

≪위생보감(衛生寶鑑)≫

사지 마디가 붓고 아픈 것[肢節腫痛]

대강활탕(大羌活湯)

윤기고(潤肌膏)

≪성제총록(聖濟總錄)≫

갑저(甲疽)

여여고(藺茹膏죽여고(竹茹膏))

저제탕(猪蹄湯)

오매산(烏梅散)

황기산(黃芪散)[黃耆散]

≪거가필용(居家必用)≫

≪필용전서(必用全書)≫

궁내축연보첩법(宮內縮蓮步捷法)

금연온보고(金蓮穩步膏)

≪남북경험방(南北經驗方)≫

≪영류검방(永類鈐方)≫

지과(指爪)

잡병으로 인한 팔의 통증[雜病臂痛]

≪경험양방(經驗良方)≫

손발이 트고 갈라지는 것

신응산(神應散)

≪수친양로신서(壽親養老新書)≫[壽親養老書]

호골산(虎骨散)

≪오씨집험방(吳氏集驗方)≫

혈갈산(血竭散)

≪사림광기(事林廣記)≫

≪산거사요(山居四要)≫

≪신효명방(神效名方)≫

≪급구선방(急救仙方)≫

≪수역신방(壽域神方)≫

족부(足部)

수창부(手瘡部)

≪위생이간방(衛生易簡方)≫

수족(手足)

≪비예백요방(備預百要方)≫

대지(代指)로 인한 부스럼에 쓰는 처방[伐指瘡方]

이름이 없는 기타 약방(藥方)들이 본방(本方사지문(四肢門) 처방) 곳곳에 보임

침구(針灸)

目錄

四肢門[一]

目錄

淋蘸手指附子湯
淋蘸防風湯

治手足皸裂諸方

大全本草

衛生十全方

助道方
治脾經受濕, 背肩手足痛

治風吹脚裂疼痛

是齋醫方

瑣碎錄
治脚皸爛方

足雜治

鬭甲方

手臂痛方

直指方
烏梅醋法

外科精要

四肢門[二]

吳氏集驗方

血竭散

事林廣記

山居四要

神效名方

急救仙方

壽域神方

足部

手瘡部

衞生易簡方

手足

備預百要方

伐指瘡方

餘藥無名者散見本方

鍼灸

의방유취 권83
醫方類聚 卷之八十三

사지문[1]
四肢門[一]

≪제병원후론(諸病源候論)≫[巢氏病源]
사지 병의 모든 증후
巢氏病源 四肢病諸候

대지(代指)의 증후
代指

대지(代指代指생인손)는 손가락이 먼저 붓고 불타듯 뜨겁게 아프고, 색깔은 검지 않다. 연후에 곧 녹색이 되다가 손발톱 주변에 농이 맺힌다. 심하면 손발톱이 빠진다. 또한 '대갑(代甲)'이라고 부르고 '조지(糟指)'라고 한다. 또 토조(土竈)라고 하는데, 어떤 곳은 '조(竈)'라고 쓴다. 손발톱은 근(筋)의 나머지이므로 근골에 열이 번성한 것으로 인하여 기가 막혀 소통하지 못하기 때문에 종기가 맺혀 농이 생기고 손발톱이 빠진다.

代指者, 其指先腫, 焮焮熱痛, 其色不黯. 然後方緣爪甲邊結膿. 極者, 爪甲脫也. 亦名代甲, 亦名糟指. 亦名土竈, 壹作竈. 夫爪甲, 筋之餘也, 由筋骨熱盛, 氣澁不通, 故腫結生膿而爪甲脫.

손발에 굳은살이 생기는 증후
手足發胝候

사람의 손발이 갑자기 피부가 두껍게 거칠어지고 누에고치처럼 둥글고 짧게 변하는 것을 변지(胼胝)라고 한다. 이것은 기혈의 운행이 침체되어 그 겉에까지 영양하지 못하기 때문에 피부가 까칠하고 두꺼워져 굳은살이 된 것이다.

人手足忽然皮厚澁而圓短如繭者, 謂之胼胝. 此由血氣沈行, 不榮其表, 故皮澁厚而成胝.

손발의 거스러미가 생기는 증후
手足逆臚候

손발톱 경계의 피부가 벗겨지는 것을 거스러미[逆臚]라고 하는데, 풍사가 주리(腠理)로 들어가 기혈이 조화되지 않기 때문에 생긴 것이다.

手足爪甲際皮剝起, 謂之逆臚, 風邪入於腠理, 血氣不和故也.

티눈의 증후
肉刺候

다리 발가락 사이에 난 살이 찌르는 것 같은 것을 티눈[肉刺]이라고 한다. 티눈은 신발이 조이고 작아서 발가락이 마찰되어 생기는 것이다.

脚趾間生肉如刺, 謂之肉刺. 肉刺者, 由著靴急小, 趾相揩而生也.

살이 갈라지는 증후
肉裂候

살이 갈라지는 것은 피부가 당겨서 살이 트고 찢어진 것이다. 주리(腠理)의 허약으로 인하여 풍사(風邪)가 빈틈을 타고 혈(血)과 치받는데, 공격한 부위를 따라 살이 터지고 갈라진다.

肉裂者, 皮急肉坼破也. 由腠理虛, 風邪乘之, 與血相衝擊, 隨所擊處而肉坼裂也.

손발이 트고 갈라지는 증후
手足皸裂候

군(皸)의 음(音)은 군(軍)으로 '군열(皸裂)'은 피부와 살이 찢어진 것이다. 겨울에 추위와 바람에 노출되어 손발이 찢어지는 것을 '군열(皸裂)'이라고 이른다.

皸音軍, 皸裂者, 肌肉破也. 言冬時觸冒風寒, 手足破, 故謂之皸裂.

다리가 트는 증후
尸脚候

시각(尸脚)은 다리와 발뒤꿈치가 트고 갈라진 것을 말한다. 역시 겨울의 찬 기운에 노출되어 그러한 것이다. 또는 시체가 누워 있었던 땅을 다리로 밟은 것을 말하는데, 역시 다리가 트고 갈라지게 만든다.

尸脚者, 脚跟坼破之名也. 亦是冬時觸犯寒氣, 所以然. 又言脚蹹死屍所臥地, 亦令脚坼破.

발의 증후
足候

환자가 무릎 이하부터 복사뼈와 발가락까지 모두 붓는 것이 곧 이 병이다. 모두 기혈 허약으로 인하여 풍사(風邪)가 손상시켜 경락이 막혀서 생기는 것이다. 또 강동(江東)의 여러 산골 사람이 발이 붓는 병[尰]을 많이 앓는다고 말하는데, 그 지역에 '□草'라는 풀이 있어 사람이 걷다가 잘못 밟아서 닿게 되면 다리가 붓는 질병을 앓게 된다고 한다.

病者, 自膝已下至踝及趾, 俱腫直是也. 皆由血氣虛弱, 風邪傷之, 經絡否澁而成也. 亦言江東諸山縣人多病尰云. 彼土有草, 名□[1]草, 人行誤踐觸之, 則令病尰.

사지가 여기저기 아픈 증후
四肢痛無常處候

사지가 여기저기 아픈 경우, 손발 관절이 모두 갑작스럽게 아픈 것이 한 곳에만 그치지 않고 그 통증이 있는 곳이 붓지도 않으며 색도 이상하지 않은데, 다만 살 속에 당기는 통증이 마치 송곳이나 칼로 찌르는 것 같은 것으로, 인체가 허약하여 풍사(風邪)를 받는 것에서 말미암는다. 풍사가 기를 따라 다니다가 기가 허약할 때 사기(邪氣)가 기승하게 되면 정기(正氣)와 치고 싸우다가 통증이 허약한 곳을 따라 생기기 때문에 일정한 곳 없이 아픈 것이다.

四支痛無常處者, 手足支節皆卒然而痛不在一處, 其痛處不腫, 色亦不異, 但肉裏掣痛, 如錐刀所刺, 由體虛受於風邪. 風邪隨氣而行, 氣虛之時, 邪氣則

---

1 □: 원본에는 결락되어 있지만, 전자판 사고전서본 ≪제병원후론(諸病源候論)≫에는 '기(其)'로 되어 있다.

勝, 與正氣交爭相擊, 痛隨虛而生, 故無常處也.

각근퇴(脚跟頹)의 증후
脚跟頹候

각근퇴(脚跟頹)는 다리와 발꿈치가 갑자기 아파서 땅을 디디지 못하는 것으로 세상에서는 '각근퇴(脚跟頹)'라고 부른다.

脚跟頹者, 脚跟忽痛, 不得著地, 世呼爲脚跟頹.

다리 속에 홀연 돌처럼 단단한 것이 생겨 칼이나 송곳으로 찌르는 듯한 증후
脚中忽有物牢如石如刀錐所刺候

다리 속에 돌처럼 단단하게 뭉쳐진 것이 있어 송곳이나 칼로 찌르는 것처럼 아픈 것은 신경(腎經)이 허약한 것으로 인하여 풍독(風毒)의 기가 손상시킨 것이다. 기혈과 서로 공격하기 때문에 아프고 뭉쳐져서 흩어지지 않는 것이다.

言脚下有結物, 牢如石, 痛如錐刀所刺, 此由腎經虛, 風毒之氣傷之. 與血氣相擊, 故痛而結不散.

낙상했을 때 다리와 발가락 안의 증후
土落脚趾內候

이것은 다리와 발가락에 먼저 부스럼이 있다가 땅에 떨어진 까닭으로 부스럼 속에 다시 부스럼과 붓기가 생겨난 것으로, 또한 사람에게 오한발열을 일으킨다.

此由脚趾先有瘡而土落, 瘡裏更令瘡腫, 亦令人增[2]寒壯熱.

각파(脚破)의 증후

脚破候

각파(脚破)는 발바닥이 터져서 벌어진 것으로 세간에서 '각파(脚破)'라고 하는 것이다. 발바닥은 신경(腎經)의 경맥이 출발하는 곳으로 신기(腎氣)가 허약한 것을 말미암아 풍사(風邪)가 주리(腠理)에 침입하여 진액을 영양하지 못하도록 하기 때문에 트고 찢어지는 것이다.

脚破者, 脚心坼開也, 世謂之脚破. 脚心腎脈所出, 由腎氣虛, 風邪客於腠理, 致使津液不榮, 故坼破也.

2 증(增) : 원본에는 '증(增)'으로 되어 있지만, 맥락상 '증(憎)'의 오식으로 판단된다.

≪신교만전방(神巧萬全方)≫
神巧萬全方

팔다리의 처방에 대한 논의
手足方論

손발에 있는 갑저(甲疽)나 대지(代指)와 같은 질환은 모두 오장(五臟)의 기운이 십이경맥(十二經脈)에 흘러들어가 열독(熱毒)을 생성해서 그렇게 된 것이다. 손발이 오그라들고 당기며 트고 갈라지는 이유는 또한 풍냉(風冷)이 빈틈을 타고 들어가서 그렇게 된 것이다.

夫手足有甲疽伐[3]指之類者, 皆有五藏之氣流注於十二經脈, 成熱毒使然也. 其有拘攣皸裂者, 又風冷乘之然也.

---

3 벌(伐) : 원본에는 '벌(伐)'로 되어 있으나, 맥락상 손발가락 끝에 생기는 화농성 염증인 대지(代指)를 말하는 것이므로, '대(代)'의 오식으로 판단된다.

≪관견대전양방(管見大全良方)≫
管見大全良方

팔 통증의 증상과 치료법
臂痛證治

팔의 통증에 관해서는 5가지 견해가 있다. <첫째> 팔의 통증으로 근맥이 당겨 펴고 구부릴 수 없으며 추위를 만나면 통증이 극렬해지는 경우, 간허(肝虛)로 인하여 풍한의 사기가 경락에 머무르기 때문에 근맥이 저리고 긴장하여 통증이 나타난 것이다. 맥이 긴(緊)하고 세(細)한 것은 소속명탕(小續命湯)을 써야 하고, 혹은 이공오적산(異功五積散)에 전갈(全蝎)·사향(麝香)을 더하여 달이고, 심한 경우 백자인원(柏子仁圓)을 쓴다. <둘째> 통증으로 팔을 들지 못하거나 때때로 다시 통증이 돌아다니며 좌우로 옮겨가는 경우, 중완(中脘)에 잠복한 담(痰)으로 인하여 비기(脾氣)가 정체되고 운행되지 못해서 상하로 움직이지 못하고 아픈 것이다. 그 맥은 침세(沈細)한 경우 복령원(茯苓圓)이나 공연단(控涎丹)이 마땅하다. <셋째> 팔의 통증이 흘러다니며 상하로 일정하지 않으며, 밖으로는 살과 피부에 이어져 등과 어깨까지 당기고 통증이 발작할 때도 있고 멈출 때도 있는 경우, 이는 영위(榮衛)의 기가 순환할 때 법도를 잃어버려 결국 풍독(風毒)의 기운을 받아 혈관을 다니며 혈액을 따라 위아래로 움직이며 새것과 오래된 것이 서로 치받으면 아프게 되는 것이다. 소속명탕에 사향원을 겸하는 것이 마땅하고, 심한 경우 백개자산(白芥子散)을 쓴다. <넷째> 갑자기 한쪽 팔이 무력하고 통증으로 들 수 없으며 축축하게 땀이 나는 것 같고 기육(肌肉)이 때때로 당기고 아픈 것이 반복되어 손으로 머리를 만질 수 없는 경우, 한습(寒濕)이 침입해 얽어매서 근육이 이완된 것이다. 이공오적산(異功五積散)에 전갈(全蝎)·사향(麝香)을 더하여 달여야 하고, 심한 경우 사군자탕(四君子湯)에

작약(芍藥) · 부자(附子) · 생강(生薑)을 넣고 달여서 복용한다. <다섯째> 기혈이 응체되어 경락이 순환하지 않아서 통증으로 팔을 들 수 없는 경우 서경탕(舒經湯)을 써야 한다.

夫臂痛者, 其說有五. 若臂痛筋脈攣急, 不得屈伸, 遇寒則劇, 由肝虛, 爲風寒邪氣留於經絡, 故筋攣乾急而痛. 脈緊而細者, 宜以小續命湯, 或以異功五積散加全蝎 · 麝香煎, 甚者以柏子仁圓. 若臂痛不能擧, 時復轉移, 或左或右, 此由中脘伏痰, 脾氣滯而不行, 則上下不運而痛. 其脈沈細, 宜茯苓圓, 或控涎丹. 若臂痛流走上下無常, 外連肌肉, 牽引背脾[4], 時發時止, 由榮衛之氣循行失度, 遂受風毒之氣, 行於血中, 隨血上下, 新故相搏則痛. 宜小續命湯兼麝香圓, 甚者, 以白芥子散. 若卒然一臂無力, 痛不能擧, 漐漐似汗, 肌肉時復掣痛, 手不及頭, 此寒濕客搏而筋緩也. 宜以異功五積散, 加全蝎 · 麝香煎, 甚者, 以四君子湯加芍藥 · 附子 · 生姜, 煎服. 若氣血凝滯經絡不行, 臂痛不能擧者, 宜舒經湯.

4 비(脾) : 원본에는 '비(脾)'로 되어 있지만, ≪관견대전양방(管見大全良方)≫의 다른 판본을 참고할 때, '갑(胛)'의 오식으로 판단된다.

≪십형삼료(十形三療)≫
十形三療

손발이 바람으로 갈라진 것
手足風裂

양하호(陽夏胡)의 집안 며느리가 손발이 바람에 맞아 갈라지고 양 눈이 어두웠다. 대인(戴人)[5]이 말하길, "궐음(厥陰)이 이르러서 갈라지게 된 것입니다."라고 했다. 또 말하길, "소리를 나게 하며 어지럽히고 열고 깨뜨리는 것은 모두 풍(風)의 작용입니다. 풍은 목(木)에 속하는데, 목이 울체된 경우 '달(達)'해준다고 하였으니, '달(達)'이란 토해낸다는 것을 말합니다. 먼저 토하게 하고 이어서 조위승기탕(調胃承氣湯)에 당귀(當歸)를 넣어 제거해주면 즉각 효과가 나타납니다."라고 했다.

陽夏胡家婦, 手足風裂, 其兩目昏漫. 戴人曰, 厥陰所至爲璺. 又曰, 鳴紊啓坼, 皆風之用. 風屬木, 木鬱者達之, 達, 謂吐也. 先令涌之, 繼以調胃承氣湯加當歸, 瀉之立效.

대지통(代指痛)
代指痛

마선생(麻先生)의 처가 대지통(代指痛)을 앓아 견딜 수가 없어서 술에 통경산(通經散) 1돈을 섞어 마시고는 한밤중에 크게 토하였는데, 다 토하고

5 대인(戴人) : 중국 금(金)나라의 의학자인 장종정(張從正)을 가리킨다. 금원사대가(金元四大家)의 한 사람인 장종정은 자(字)가 자화(子和)이고 호(號)가 대인(戴人)이어서, 흔히 장자화(張子和)나 장대인(張戴人)으로 불린다.

나자 통증이 줄어들었다. 내가 이에 감탄하여 말하길, "지난번 진오증(陳五曾)이 이 병에 걸린 것을 봤는데, 의원이 작은 벌레가 상처 입힌 것이거나 혹 풀 위에 독성을 가진 물체를 손으로 건드린 것으로 생각했다. 몇 달을 끌다가 고름이 다하고 나서야 통증이 그쳤다. 지금 생각해보면 크게 웃을 만하다."라고 했다.

痲先生妻, 病伐[6]指痛, 不可忍, 酒調通經散壹錢, 半夜大吐, 吐畢而痛減. 余因嘆曰, 向見陳五曾病此, 醫以爲小虫傷, 或以草上有毒物, 手因觸之. 遷延數月, 膿盡力[7]已. 以今日觀之, 可以大笑.

날씨가 추워지면 손에서 열이 나는 것
遇寒手熱

상중명(常仲明)의 처가 매번 추운 겨울이 되면 양손이 뜨겁고 통증이 있었다. 대인(戴人장종정(張從正))이 말하길, "사지는 모든 양(陽)의 근본입니다. 여름에는 멀리 흩어져 아프지 않지만, 가을과 겨울이 되면 수렴하여 아프게 됩니다."라고 했다. 삼화신우환(三花神祐丸)으로 크게 사하(瀉下)시키자 열이 마침내 사라졌다.

常仲明之妻, 每遇冬寒, 兩手熱痛. 戴人曰, 四支者, 諸陽之本也, 當夏時散越而不痛, 及乎秋冬, 收斂則痛. 以三花神祐丸大下之, 熱遂去.

무릎을 구부리면 소리가 나는 것
屈膝有聲

6 벌(伐) : 원본에는 '벌(伐)'로 되어 있지만, 맥락상 손발톱 끝에 생기는 화농섬 염증인 대지(代指)를 가리키므로 '대(代)'의 오식으로 판단된다.

7 력(力) : 원본에는 '력(力)'으로 되어 있지만, 전자판 사고전서본 ≪유문사친(儒門事親)≫을 근거할 때 맥락상 '방(方)'의 오식으로 판단된다.

영북(嶺北) 이문경(李文卿)이 양 무릎을 굽힐 때마다 뚝뚝 소리가 나는 병을 앓았는데, 어떤 이가 뼈에서 나는 소리라고 했다. 대인(戴人 장종정(張從正))이 말하길, "그렇지 않습니다. 뼈가 부딪치지 않는다면, 어찌 소리가 날 수 있겠습니까? 이것은 근골의 습(濕) 때문입니다. 습이 있으면 근육이 긴장되는데, 오직 이완될 경우는 소리가 나지 않고, 긴장되면 소리가 납니다. 만약 저의 약을 복용하고 한번 토하고 한번 설사하면 위아래로 그 수습(水濕)이 없어질 것이니, 수습이 없어지면 자연 소리가 없어질 것입니다."라고 했다. 이문경이 그의 말대로 하니, 얼마 후 정말 그렇게 됐다.

嶺北李文卿, 病兩膝髕屈伸有聲剝剝然, 或以爲骨鳴. 戴人曰, 非也. 骨不戛, 焉能鳴. 此筋濕也. 濕則筋急, 有獨緩者, 緩者[8]不鳴, 急者鳴也. 若用予之藥, 一涌一泄, 上下去其水, 水去則自無聲矣. 李文卿乃從其言, 旣而果然矣.

팔이 마비되어 불편한 것

臂痲不便

언성(郾城)의 상인 양씨(梁氏)는 나이가 60세 남짓인데, 갑자기 새벽에 일어나 머리를 빗다가 왼손가락이 마비된 것을 느끼자마자 팔 절반이 마비되었다. 또 한팔 전체가 마비되자마자 어느새 머리 반쪽이 마비되었고 빗질을 끝내자 옆구리에서 발까지 모두 마비되며 대변을 2~3일 보지 못했다. 다른 의원에게 찾아가 물었더니, 모두 풍(風)이라고 했다. 혹 약과 침으로 치료했지만 모두 해결하지 못해서 대인(戴人 장종정(張從正))에게 치료를 구하였다. 대인이 말하길, "왼손의 삼부맥(三部脈 촌구(寸口)의 촌(寸), 관(關), 척(尺) 세 부위의 맥)에서 모두 복맥(伏脈)이 나타나고 오른손의 맥에 비해 3배나 작습니다. 이는 고삽(枯澁)해서 생긴 비증(痺證)이니, 순전히 풍으로만 원인을 돌릴 수 없고 또한 화조(火燥)가 겹쳐 있는 것입니다."라고 했다. 이에 토법(吐法), 하법(下法), 한법(汗法)을 1

8 완자(緩者) : 이 두 글자는 ≪장씨의통(張氏醫通)≫을 근거할 때 연문(衍文)으로 추정된다.

번씩 시켰더니, 마비가 곧 풀렸다. 후에 신량(辛涼)한 약성의 처방으로 조리하고 윤조(潤燥)한 성질의 처방으로 적셔주니, 오직 소지(小指)와 차지(次指)만 아직 마비되어 있었다. 대인이 말하길, "병의 뿌리가 이미 없어졌지만, 이것은 사열(邪熱)[烈]이 남은 것입니다. 지금 계곡(谿谷)에 침을 놓아야만 합니다. 계곡은 뼈 사이의 빈공간입니다."라고 했다. 어느 화창한 날에 가서 침을 놓는데, ≪황제내경영추(黃帝內經靈樞)≫[靈樞經]의 계족법(鷄足法)[9]을 썼다. 위를 보고 눕게 하여 침을 3번 밀고 3번 당긴 뒤에 다시 탁자 위에 침을 빼두고 아래를 향해 눕혀서 침을 손가락 사이로 밀어넣자 손이 불처럼 뜨겁더니 그 마비된 증상이 전부 사라졌다. 옛적에 유하간(劉河間)이 ≪소문현기병원식(素問玄機原病式)≫[原病式]을 지었는데, 늘 '마비[痲]'와 '매끄럽지 않은 것[澁]'을 함께 조문(燥門)에 귀속시켰으니, 진실로 병의 기전을 잘 아는 자였다.

鄜城梁賈人, 年六十余, 忽曉起梳髮, 覺左手指痲, 斯須半臂痲. 又一臂痲, 斯須頭一半痲, 比及梳畢, 從脅至足皆痲, 大便二三日不通. 往問他醫, 皆云風也. 或藥或鍼皆不解, 求治于戴人. 戴人曰, 左手三部脈皆伏, 比右手小二部[10]. 此枯澁痺也, 不可純歸之風, 亦有火燥相兼. 乃命一涌一泄一汗, 其痲立已. 後以辛涼之齊調之, 潤燥之齊濡之, 惟小指次指尙痲. 戴人曰, 病根已去, 此余烈也. 方可鍼谿谷, 谿谷者, 骨空也. 一日晴和, 往鍼之. 用靈樞中鷄足法. 向上臥鍼三進三引訖, 復卓鍼起, 向下臥鍼, 送入指間皆然手熱如火, 其痲全去. 昔劉河間作原病式, 常以痲與澁, 同歸燥門中, 眞知病幾者也.

---

9 계족법(鷄足法) : 침을 곧대로 1대 찌르고 다음에 양옆으로 각각 1대씩 빗찔러서 마치 닭의 발과 같이 세 다리가 되게 놓는 것을 말한다. 병이 엄중할 때 쓰는 방법이다.

10 이부(二部) : 원본에는 '이부(二部)'로 되어 있지만, 전자판 사고전서본 ≪유문사친(儒門事親)≫ 권7 <조형(燥形)>에 근거할 때, '삼배(三倍)'의 오식으로 판단된다.

≪금궤방(金匱方≫
金匱方

질궐(跌蹶)로 손가락과 팔이 부운 것
跌蹶手指臂腫

스승이 말하길, “질궐(跌蹶)을 앓으면 그 사람은 앞으로 나갈 수 있을 뿐 뒤로 물러나지 못한다. 장딴지에 2치 깊이로 자침하는데, 이는 태양경이 손상되었기 때문이다. 환자는 늘 손가락과 팔이 붓고 흔들리는데, 이는 인체에 쥐가 나는 것으로 여로감초탕(藜蘆甘草湯)으로 치료한다.”라고 하였다.

師曰, 病趺[11]蹶, 其人但能前, 不能却. 刺腨入二寸, 此太陽經傷也. 病人常以手指臂腫動, 此人身體瞤瞤者, 藜蘆甘草湯主之.

여로감초탕(藜蘆甘草湯) 처방[보이지 않는다.].

藜蘆甘草湯方[未見.].

---

11 부(趺) : 원본에는 ‘부(趺)’로 되어 있지만, 전자판 사고전서본 ≪금궤요략논주(金櫃要略論注)≫ 권19에 근거할 때 ‘질(跌)’의 오식으로 판단된다.

≪비급천금요방(備急千金要方)≫[千金方]

千金方

대지(代指)를 치료하는 처방. 감초(甘草) 2냥을 잘게 썰고 물 5되를 1되 반이 될 때까지 끓여서 손가락을 담근다. 만약 감초가 없다면 망초(芒硝)로 대신 쓴다.

治代指方. 甘草二兩, 㕮咀, 水五升, 煮取一升半, 漬之. 若無, 用芒消代.

또 다른 처방. 침을 백요사(白硇砂)와 섞고 먼저 밀가루로 반죽하여 찻아사발 모양을 만들어 침으로 채운다. 다음에 요사(硇砂)를 대추 크기만큼 손가락에 입히는데, 손톱과 손가락을 하루 씌우고 있으면 낫는다.

又方. 以唾和白硇砂, 先搜麪作椀子盛唾. 次著硇砂如棗許, 以爪指著中一日, 瘥.

또 다른 처방. 털을 황토와 섞어 진흙을 만들고 진흙을 손가락 위에 5푼 정도 두께로 바르고 당회(糖灰[설탕?])에 넣고 불을 쬐어 참을 수 있을 만큼 뜨겁게 한다. 진흙이 마르면 갈아주는데, 몇 번 지나지 않아 낫게 된다.

又方. 以毛雜黃土作泥, 泥指上厚五分許, 內糖灰煨之, 令熱可忍. 泥乾卽易, 不過數度瘥.

또 다른 처방. 손가락을 뜨거운 밥에 찔러 넣기를 14번 반복한다.

又方. 刺指熱飯中二七遍.

또 다른 처방. 삼을 삶은 물에 손가락을 담그고 있으면 즉시 낫는다.

又方. 以蔴沸湯漬之, 卽愈.

또 다른 처방. ≪태평성혜방(太平聖惠方)≫[聖惠方]에는 손가락이 갑자기 붓고 아픈 것이 멈추지 않는 것을 치료하는 것을 '대지방(代指方)'이라고 하였다. ≪주후비급방(肘後備急方)≫[肘後方]에는 '대지역종(代指逆腫)을 치료할 때 오직 지유(地楡)만 삶은 물에 손가락을 반나절 담그고 있는다.'라고 했다.[≪비예백요방(備預百要方)≫에도 같다.]

又方. 聖惠方治手指忽腫痛不已者, 名爲伐[12]指方. 肘後方, 治代指逆腫, 單煮地楡湯漬之半日.[備預百要方同.]

또 다른 처방. 시들어서 누렇게 된 파잎을 가져다 펄펄 끓인 물에 손을 담근다.

又方. 取萎黃葱葉, 煮沸漬之.

또 다른 처방. 촉초(蜀椒) 4홉을 물 1되에 3번 끓어 넘치도록 달인 물에 손을 담근다.

又方. 以蜀椒四合, 水一升, 煮三沸, 漬之.

또 다른 처방. 먼저 농혈(膿血)을 찔러서 빼내고 생선 젓갈 껍질[魚鮓皮]이 따뜻해질 때까지 구워서 손가락을 얽어매어 돌돌 감아두면 통증이 멎고 곧 낫는다.

又方. 先刺去膿血, 炙魚鮓皮令溫, 以纏裹周匝, 痛止便愈.

손가락이 빠질 듯이 아픈 것을 치료하는 처방. 돼지기름을 소금과 섞어 녹을 때까지 삶아서 뜨거울 때 손가락을 한 식경(食頃)까지 넣고 그대로 있는다. ≪천금익방(千金翼方)≫[千金翼]에는 '건강(乾薑)을 섞는다'라고 했다.

治指痛欲脫方. 猪脂和塩, 煮令消, 熱內指中一食久, 住. 千金翼和乾薑.

---

12 벌(伐) : 원본에는 '벌(伐)'로 되어 있지만, 전자판 사고전서본 ≪외대비요방(外臺秘要方≫에 근거할 때 '대(代)'의 오식으로 판단된다.

손발가락이 빠질 듯한 통증으로 견딜 수 없는 것을 치료하는 처방. 간장[醬淸]을 꿀과 섞어서 따뜻하게 해서 바른다.[≪수역신방(壽域神方)≫·≪위생이간방(衛生易簡方)≫에도 같다.]

治手足指掣痛不可忍方. 醬淸和蜜溫塗之.[壽域神方, 衛生易簡方同.]

손발가락의 거스러미를 치료하는 처방. 이것은 측간에서 머리를 긁어서 생기는 것이므로, 다시 측간에 앉아서 손가락으로 <머리를> 14번 쓸어 내리면 즉시 낫는다.

治手足指逆臚方. 此緣厠上搔頭所致, 還坐厠上, 以指到捋二七下, 卽瘥.

또 다른 처방. 청주(靑珠)[1푼], 건강(乾薑)[2푼].

위의 2가지 약재를 찧어서 가루를 부스럼 위에 하루에 3번 바른다.

又方. 靑珠[一分], 乾薑[二分].

右二味, 擣以粉瘡上, 日三.

손발이 트고 갈라지는 것, 거스러미, 대지(代指)를 치료하는 처방. 술에 돼지췌장을 담가 주무르고 씻어낸 다음 바람과 차가운 것을 피한다.

治手足皴裂逆臚代指方. 酒搦猪[13]洗之, 愼風冷.

겨울에 추위를 무릅쓰고 다니다가 얼굴이 얼고 손발이 트고 언 것과 화끈거리고 아프기 시작해서 동상이 생기려고 하는 것을 치료하는 처방. 맥과(麥窠)를 취해 진하게 끓여서 뜨거울 때 씻는다.

治冬月冒涉, 凍凌面目, 手足皴瘃, 及始熱痛欲瘃者方. 取麥窠煮令濃, 熱洗之.

손가락이 얼어 동상으로 떨어져 나갈 것 같은 것을 치료하는 처방. 말똥 3되를 물에 펄펄 끓여서 반나절 동안 손가락을 담그면 낫는다.

---

13 저(猪) : 원본에는 '저(猪)'로 되어 있지만, 전자판 사고전서본 ≪비급천금요방(備急千金要方)≫에 근거할 때 "저(猪)'뒤에 '이(胰)'가 들어가야 할 것으로 판단된다.

治凍指瘃欲墮方. 馬屎三升, 以水煮令沸, 漬半日愈.

손발이 트고 갈라져 피가 나오고 아픈 것을 치료하는 처방. 돼지기름을 뜨거운 술 속에 타서 씻는다.
治手足皴劈破裂血出疼痛方. 猪脂著熱酒中, 洗之.

손발이 트고 아픈 것을 치료하는 처방. 가지[茄子] 뿌리를 삶아서 씻어낸다.
治手足皴痛方. 煮茄子根, 洗之.

또 다른 처방.
천궁(川芎)[芎藭][3푼], 촉초[2푼], 백지(白芷)・방풍(防風)・소금[鹽][각각 1냥].
위의 5가지 약재를 잘게 썰어 물 4되에 진하게 달여 바른다. 혹 돼지기름에 달이면 더욱 효과가 좋다.
又方.
芎藭[三分], 蜀椒[二分], 白芷・防風・塩[各一兩].
右五味㕮咀, 以水四升, 煎取濃塗之. 或猪脂煎更良.

죽은 다리를 치료하는 처방. 보통 사람의 다리가 여름 겨울 상관없이 늘 트고 갈라지는 것이다. 닭똥 1되를 물 2되에 몇 번 끓어 넘칠 때까지 달여서 조금 식을 때까지 기다렸다가 반나절 다리를 담그고 있으면 낫는다. 또 말똥을 쓰기도 한다. 술을 먹고 토한 것과 부인의 생리혈을 밟는 것을 피한다.
治尸脚方. 凡人脚無冬夏常拆裂者是. 鷄屎一升, 水二升, 煮數沸, 停小冷, 漬半日瘥止. 亦用馬屎. 忌踏酒吐及婦人穢血.

또 다른 처방. 아교를 녹여 <바르고> 아교가 마르면 헌 비단으로 그 위에 붙인다.
又方. 烊膠, 膠乾, 故帛帖[14]上.

손톱을 자르다가 살을 다쳐서 낫지 않는 것을 치료하는 처방. 요사(硇砂)[硇砂]와 반석(礬石)을 가루 내어 감싸고 나을 때까지 지켜본다.

治割甲侵肉不瘥方. 以硇砂·礬石爲末, 裹之, 以瘥爲候.

또 다른 처방. 귀침초(鬼針草) 싹을 찧어낸 즙과 우엉[鼠黏草] 뿌리를 12월에 잡은 돼지기름과 섞어서 바른다.

又方. 擣鬼針草苗汁, 鼠黏草根和臘月猪脂, 傅之.

14 첩(帖) : 원본에는 '첩(帖)'으로 되어 있지만, 전자판 사고전서본 ≪비급천금요방(備急千金要方)≫에 근거할 때, 맥락상 '첩(貼)'의 오식으로 판단된다.

≪해상선방(海上仙方)≫
海上仙方

손발이 싸늘한 것
手足厥冷

손발이 싸늘하고 뱃속이 아플 때는 온수에 담근 후에 무릎을 쳐서 자흑색 점이 있는 곳을 침으로 찔러 나쁜 피를 빼내면 문득 편안해진다.
手足厥冷腹肚疼, 溫水蘸來拍膝腕, 紫黑點處用針刺, 去了惡血便安寧.

다리근육이 당기고 아픈 것
足筋急痛

두 다리의 근육이 당기고 아플 때는 생강 반 근을 찧고 고약처럼 문드러지게 갈아서 붙이면 출입할 때 고통을 면할 수 있다.
二足筋急痛, 生薑擣半斤, 爛研如膏藥, 出入免災迍.

≪태평성혜방(太平聖惠方)≫[聖惠方]
聖惠方

갑저(甲疽)를 치료하는 여러 처방
治甲疽諸方

갑저(甲疽)의 증상은 부스럼이 생긴 피부가 두껍고 껍질이 거칠어지면서 벗겨지는 것이다. 부스럼도 가려우면서 통증이 있어서 항상 긁으려 하며 아울러 진물이 난다. 이는 모두 초반부에 기혈이 생기는 곳에서 풍사(風邪)가 꺾이고 부스럼 안에도 벌레가 있기 때문이다.

夫甲疽之狀, 瘡皮厚, 甲錯剝起是也. 其瘡亦痒痛, 恒欲搔之, 兼有汁出. 其初皆是風邪折於血氣所生, 而瘡裏亦有蟲也.

갑저(甲疽)로 피부가 두껍고 붓는 통증을 치료하는 하마산(蝦蟆散) 처방.

하마회(蝦蟆灰)[반 냥], 행인(杏仁)[7개, 검을 때까지 볶고 진흙처럼 간 것], 황련(黃連)[반 푼, 가루낸 것], 웅황(雄黃)[반 돈, 곱게 간 것], 백반(白礬)[불에 태운 재, 반 돈], 경분(輕粉)[膩粉][반 푼], 녹각[7치, 익도록 태워서 곱게 간 것], 사향[반 돈, 곱게 간 것], 염사담(蚺蛇膽)[반 돈].

위의 약재를 서로 섞어서 곱게 갈고 12월에 잡은 돼지기름과 고(膏)처럼 섞는다. 먼저 감초(甘草)·사상자(蛇床子)·괴백피(槐白皮)를 달여서 부스럼 부위를 씻고 깨끗하게 닦은 뒤에 약을 붙이는데, 기름으로만 감싸고 밖에는 다시 면백(緜帛)으로 감싼다. 3일이면 군살과 껍질이 모두 저절로 떨어지는데 3일에 1번씩 갈아준다.

治甲疽皮厚腫痛, 蝦蟆散方.

蝦蟆灰[半兩], 杏人[七枚, 熬黑, 研如泥], 黃連[半分, 末], 雄黃[半錢, 細研], 白礬[灰, 半錢], 膩粉[半分], 鹿角[七寸, 燒令熟, 細研], 麝香[半錢, 細研], 蚺蛇膽[半錢].

右件藥, 相和細研, 以臘月猪脂調如膏. 先以甘草・蛇床・槐白皮煎湯, 洗瘡, 拭乾傅藥, 以油單裹, 外更著緜帛裹之. 三日, 其剩肉剩甲皆當自落, 三日一換.

갑저(甲疽)・골저(骨疽)등을 치료하는 처방.[≪성제총록(聖濟總錄)≫에는 '백반산부방(白礬散傅方)'이라 부른다.]

백반(白礬)[1냥, 불태워 수분을 완전히 제거한 것], 사향(麝香)[반 냥, 곱게 간 것], 노회(蘆薈)[반 냥], 염사담(蚺蛇膽)[대두 크기 ○≪성제총록(聖濟總錄)≫[總錄]에는 '이상 3가지 약재를 모두 각각 반 푼씩'으로 되어 있다.].

위의 약재를 가루처럼 함께 갈고 매번 쓸 때마다 먼저 따뜻한 좁쌀미음[漿水]으로 부스럼을 씻어내고 깨끗이 닦아내고 바른다. 심한 경우라도 3~4번 안에 낫는다.

治甲疽, 骨疽等方.[聖濟總錄, 名白礬散傅方.]

白礬[一兩, 燒令汁盡], 麝香[半兩, 細研], 盧會[半兩], 蚺蛇膽[大豆大 ○總錄已上三味, 各半分.].

右件藥, 同研如粉, 每用, 先以溫漿水洗瘡, 拭乾傅之. 重者, 不過三四度差.

손가락의 푸른 점이 검게 되면서 갑저(甲疽)가 된 것을 치료하는 처방.[≪인재직지방(仁齋直指方)≫[直指方]에서는 '녹반산(綠礬散)'으로 되어 있다.]

노회(蘆薈)[반 냥 ○≪인재직지방≫에는 '1돈 반'으로 되어 있다.], 사향(麝香)[반 냥 ○≪인재직지방≫에는 '1자(字1자는 2푼 반)'로 되어 있다.], 녹반(綠礬)[2냥, 불에 익힌 것'으로 되어 있다. ○≪신교만전방(神巧萬全方)≫에는 '1냥', ≪인재직지방≫에는 '반 냥'으로 되어 있다.]

위의 약재를 합하여 가루처럼 갈아 비단자루에 담는다. 자루 안에 아픈 손가락을 넣고서 실로 묶어 고정해서 흔들리지 않도록 하고 나을 때까지 유지한다.[≪득효방(得效方)≫과 ≪인재직지방≫도 똑같다.]

治手指靑點黯, 作甲疽方.[直指方名綠礬散.]

盧會[半兩 ○直指方一錢半.], 麝香[半兩 ○直指方一字.], 綠礬[二兩, 燒熟. ○神巧萬全方一兩, 直指方半兩..].

右件藥, 合硏如粉, 以絹袋子盛. 內所患指於袋中, 以線纏定, 不令動搖, 以差爲度.[得效方與直指方同.]

갑저(甲疽)를 치료하는 처방.

뱀허물[씻어서 자기(瓷器) 안에 두었다가 촛불에 살라 불이 붙으면 촛불을 빼고 그을릴 때까지 고루 태워서 1냥을 취해 쓴다.], 취황(臭黃)[1냥], 녹반(綠礬)[1푼, 불에 태워 익힌 것].

위의 약재를 모두 잘게 가루처럼 갈아 동그릇[銅合子]에 담는데, 먼저 뜨거운 소변 2되를 동대야[銅鈔鑼] 안에 두고서 행인(杏仁) 30알을 씹어서 소변에 뱉어내 서로 잘 섞이도록 저어준다. <여기에> 부스럼이 난 다리를 담그고 있다가 가려워지면 동참빗[銅篦子]으로 농혈(膿血)을 쓸어 제거하고 헌 비단으로 싸맨다. 다 마르면 다시 동참빗으로 가루를 한가득 바르고 오래된 비단으로 부스럼이 난 손발가락을 헐겁게 싸매고 큰 버선에 넣고 매일 한 번씩 씻어준다. 앞의 방법대로 하고 매번 씻어주는데, 약이 연해지면 약을 제거하는데 부스럼이 있는 근육에 달라붙어 떼어낼까 걱정스럽기 때문이다. 부부관계 및 기력을 소모하는 일을 일절 삼가고 밀가루 음식·마늘·술을 피한다. 일체 다른 것은 무방하다.

治甲疽方.

蛇蛻皮[置淨瓷器中, 以燭焰爇之, 火着去燭, 勻燒令燋, 取一兩用之.], 臭黃[一兩], 綠礬[一分, 燒熟].

右件藥, 都細硏如粉, 以銅合子貯之, 先以熱小便二升, 置於銅鈔鑼中, 嚼三十枚杏人, 吐於小便中, 攪令相得. 以瘡脚浸之, 候痒, 卽以銅篦子洗撥去膿血, 取爛帛裹之. 候乾, 還以銅篦子傅散令滿, 以故帛虛裹瘡指, 入大襪中, 每日一洗. 依前法用, 每洗, 待藥軟卽撥去藥, 恐咬落瘡筋. 切愼房室及運動氣力, 忌麪·蒜·酒. 一切物無妨.

남자와 부인이 풍혈(風血)과 독기(毒氣)가 손발가락을 공격하여 생긴 갑저창(甲疽瘡)이 오래 낫지 않는 것, 거스러미가 손발톱 주위에 생겨서 아프고 아무때나 출혈이 나는 것을 치료할 경우, 반드시 살을 아물게 하고 부스럼을 마르게 하는 백반산(白礬散) 처방을 써야만 한다.

백반(白礬)[반 냥], 석담(石膽)[반 냥], 사향(麝香)[1푼], 기린갈(騏驎竭)[1푼], 주홍(朱紅)[1푼].

위의 약재 중에서 백반・석담을 쇠그릇 안의 한곳에 모아서 숯불로 달구고, 사향・기린갈・주홍을 넣고 함께 곱게 갈아 소량을 부스럼 위에 뿌리고 비단으로 묶어서 고정시킨다. 하루에 2~3번씩 갈아준다.

治男子婦人, 風血毒氣, 攻手足指, 生甲疽瘡, 久不差者, 努肉裹指甲疼痛, 出血不定, 宜用此縮肉乾瘡白礬散方.

白礬[半兩], 石膽[半兩], 麝香[一分], 騏驎竭[一分], 朱紅[一分].

右件藥, 取白礬・石膽, 於鐵器內一處, 以炭火斷[15]過, 入麝香・騏驎竭・朱紅, 同研令細, 用少許乾摻瘡上, 以帛子纏定. 日三兩度換之.

갑저(甲疽)를 치료하는 처방.[≪성제총록(聖濟總錄)≫에는 '마치산부방(馬齒散傅方)'이라고 하였다.]

마치관(馬齒莧)[반 냥, 말린 것 ○≪성제총록≫에는 '담장 위의 마치채(馬齒菜), 음건한 것, 1냥'으로 되어 있다.], 목향(木香)[1푼], 인성염(印成鹽)[1푼]. ○≪성제총록≫에는 '소금[곱게 간 것], 주사(朱砂)[1푼, 곱게 간 것]'라고 되어 있다.

위의 약재를 찧고 고운체로 쳐서 가루 내어 고루 섞이도록 함께 갈아 하루에 3~4번 바른다. ○≪성제총록≫에는 "위의 4가지 약재에서 단사(丹砂)와 소금을 제외하고 잘게 부수어 인두[熨斗] 안에서 고루 섞고 숯불로 불태운 뒤에 꺼내서 곱게 간다. 이어서 단사와 소금 가루를 넣고 다시 갈아 고루 저으면서 꺼내 부스럼 위에 붙인다. 하루 2~3번 한다."라고 하였다.

治甲疽方.[聖濟總錄, 名馬齒散傅方.]

15 단(斷) : 원본에는 '단(斷)'으로 되어 있지만, 전자판 사고전서본 ≪보제방(普濟方)≫에 근거할 때 '단(煅)'의 오식으로 판단된다.

馬齒莧[半兩, 乾者 ○總錄, 墻上馬齒菜, 陰乾, 一兩.], 木香[一分], 印成塩[一分]. ○總錄, 塩[硏細], 朱砂[一分, 細硏].

右件藥, 擣細羅爲散, 都硏令匀, 日三四度傅之. 總錄, 右四味, 除丹砂·鹽外, 剉碎, 拌令匀, 於熨斗內, 以炭火燒過, 取出細硏. 卽入丹砂·鹽末, 再硏匀旋取傅瘡上. 日三兩度.

갑저창을 치료하는 신묘한 처방. ○≪성제총록(聖濟總錄)≫에는 '갑저로 붓고 곪은 것이 발톱 주변에 생기고 붉은 살이 삐져나와 어떤 때는 나았다가 어떤 때는 재발하는 것을 치료하는 처방'으로 되어 있다.

훈황(薰黃)[반 냥 ○≪성제총록≫에는 '웅황'으로 되어 있고, ≪담헌방(澹軒方)≫에는 '웅황 4돈'으로 되어 있다.], 뱀허물[蛇蛻皮][불에 태운 재, 1푼 ○≪담헌방≫에는 '전체'로 되어 있다.].

위의 약재를 함께 가루처럼 갈아서 매번 따뜻한 쌀뜨물[≪담헌방≫에는 '기름을 섞는다'라고 했다.]에 담근 물로 씻어서 부스럼을 말랑하게 한 뒤에 뾰족한 칼로 발톱 귀퉁이를 잘라내고, 젖은 부분이 마르면 약을 바른다. 그 위에 부드러운 비단으로 싸맨 뒤 반나절쯤 지나 약이 축축해지면 즉시 갈아준다. 하루가 지나면 곧장 그 통증이 없어진다.[≪신교만전방(神巧萬全方)≫에도 같다.]

治甲疽瘡神妙方. ○聖濟總錄, 治甲疽腫爛, 生脚指甲邊, 赤肉努出, 時差時發方.

薰黃[半兩16 ○總錄雄黃. 澹軒方雄黃四錢.], 蛇蛻皮[燒灰, 一分 ○澹軒方全條.].

右件藥, 同硏如粉, 每用先以溫泔[澹軒方油和.]浸, 洗瘡令軟, 以尖刀子割去甲角, 裛乾以藥傅之. 上用軟帛裹之, 半日許, 藥濕卽易之. 一日卽除其痛.[神巧萬全方同.]

갑저로 붉은 살이 손발톱 주변에 생겨나 손발톱을 감싼 것을 치료하는 처

16 량(兩) : 원본에는 '량(兩)'으로 되어 있지만, ≪태평성혜방(太平聖惠方)≫에 근거할 때, '분(分)'의 오식으로 판단된다.

방. 백반을 태운 재를 곱게 갈아서 바른다.

治甲疽, 赤肉生甲邊上, 裹甲者方. 右以白礬燒灰, 細硏傅之.

갑저로 붓고 곪은 것이 발톱 주변에 생겨 붉은 살이 삐져나와 어떨 때는 나았다가 어떨 때는 재발하는 것을 치료하는 처방.

황기(黃芪)[2냥, 썬 것 ○≪경사증류대전본초(經史證類大全本草)≫[大全本草]에는 '여여(藺茹) 3냥을 더한다.'라고 했다.].

위의 약재를 술[≪경사증류대전본초≫에서는 '식초[苦酒]'라고 하였다.]에 하룻밤 재우고 돼지기름 5홉을 약불에 달여 3홉을 취하고 쥐어짜서 찌꺼기를 버리고 바른다. 하루에 2~3번 하면 군살이 즉시 사라진다.

治甲疽腫爛, 生脚指甲邊, 赤肉努出, 時差時發方.

黃耆[二兩, 剉 ○大全本草, 加藺茹三兩.].

右以酒[本草苦酒.], 浸一宿, 以猪脂五合, 微火煎取三合, 絞去滓, 以塗之. 日三兩度, 其瘜肉卽消.

갑저로 부스럼이 생기고 곪은 것을 치료하는데 바로 효과를 내는 처방. 비름[人莧]을 진하게 끓인 즙에 소량의 소금을 넣고 발을 하루나 이틀 담그면 낫는다. 혹 마른 것이나 뿌리를 써도 효과를 본다.

治甲疽瘡爛立效方. 右以人莧濃煮汁, 著少塩, 浸脚一兩日差. 或用乾者及根亦得.

갑저창으로 손발톱 경계에 군살이 생기고 쓰라려서 견딜 수 없는 것을 치료하는 처방. 석담을 연기가 안 날 때까지 태우고 곱게 갈아 가루를 바른다.

治甲疽瘡, 甲際生努肉, 痛楚不可忍方. 右用石膽燒令煙盡, 細硏爲末傅之.

손발톱을 자르다가 옆이 붓고 아픈 것을 치료하는 처방. 말린 염매(鹽梅)를 껍질과 씨도 함께 문드러지게 빻아 부은 부위에 싸맨다. 하루 후 살짝 가려운데, 다시 반나절 후에 매실을 떼어내면 낫게 된다.

治因剪手足甲, 傍成腫痛方. 右以乾塩梅和皮核, 爛擣裹腫處. 一日後當微痒, 更半日去梅, 當差.

대지(代指)를 치료하는 여러 처방
治代指諸方

대지(代指)는 손가락이 먼저 붓는데 불타듯 뜨겁고 아프며 색깔은 어둡지 않다. 이후에 손발톱 주변에 농이 맺히고 심한 경우 손발톱이 빠진다. 또 '대갑(代甲)', '조지(糟指)', '토조(土竈)'라고 부른다. 손톱은 근육의 나머지 부분으로 근골의 열이 극성한 것으로 인하여 기가 원활히 소통되지 않기 때문에 종기가 맺히고 농이 생기며 손발톱이 빠지는 것이다.

伐[17]指者, 其指先腫, 焮焮熱痛, 其色不黯. 然後方於爪甲邊結膿, 劇者, 爪甲脫也. 亦名伐[18] 甲, 亦名糟指, 亦名土竈. 夫爪者, 筋之餘也, 由筋骨熱盛, 氣澁不通, 故腫結生膿, 而爪甲脫也.

대지를 치료하는 처방.[≪영류검방(永類鈐方)≫에는 '대지로 농이 맺히고 손발톱이 빠지는 것을 치료한다.'라고 되어 있다.] 이 같은 경우 천망초(川芒消사천지역에서 난 망초)만 끓인 물에 담그고 있는다.[≪외과정요(外科精要)≫·≪주후비급방(肘後備急方)≫[肘後方]에도 같다.]

治伐[19] 指方.[永類鈐方, 治伐指結膿, 指爪甲脫者.] 右, 單煮川芒消湯, 漬之.[外科精要·肘後方同.]

---

17 벌(伐) : 원본에는 '벌(伐)'로 되어 있지만, ≪태평성혜방(太平聖惠方)≫에 근거할 때 맥락상 '대(代)'의 오식으로 판단된다.

18 벌(伐) : 원본에는 '벌(伐)'로 되어 있지만, ≪태평성혜방(太平聖惠方)≫에 근거할 때 맥락상 '대(代)'의 오식으로 판단된다.

19 벌(伐) : 원본에는 '벌(伐)'로 되어 있지만, ≪태평성혜방(太平聖惠方)≫에 근거할 때 맥락상 '대(代)'의 오식으로 판단된다.

또 다른 처방. 돼지기름을 지렁이와 섞어 진흙처럼 되도록 찧어서 바른다.[≪인재직지방(仁齋直指方)≫[直指方]에도 같다.] 하루에 4~5번 갈아준다.

又方. 右用猪脂和蚯蚓擣如泥, 傅之.[直指方同.] 日四五度易之.

또 다른 처방. 쇠를 뜨거워질 때까지 벌겋지 않을 만큼 달궈 이것으로 지지면 효과가 좋다.[≪주후비급방(肘後備急方)≫[肘後方]에는 '손끝에 갑자기 부스럼이 났을 때 쇠를 붉게 달궈 지진다.'라고 되어 있다.]

又方. 右燒鐵令熱, 勿令赤, 以烙之良.[肘後方指端忽發瘡, 燒鐵令赤炮之.]

또 다른 처방. 먼저 찔러서 농을 빼내고 생선 젓갈 껍질[魚鮓皮]을 뜨겁게 구워서 손가락을 빈틈없이 돌돌 감으면 동통이 즉시 그친다. 대지는 오장(五臟)의 기운이 초래한 것으로서 12경맥에 흘러들어 열이 손가락에 부딪혀 돌아가지 않으면 곧 대지가 되므로 이 처방을 써야만 한다.

又方. 右, 先刺去膿, 炙魚鮓皮令熱, 以裹縛指令周匝, 疼痛立止. 伐[20]指者, 是五藏之氣使然, 流注於十二經脈, 熱衝於手指不還, 卽爲伐[21]指也, 宜用此方.

뜨겁게 끓인 물에 급하게 넣었다가 빼는 것을 7번까지 하게 하고 곧 냉수에 담근 후에 마친다. 또다시 이렇게 3번을 하고 즉시 우담(牛膽)을 바른다. 그리고 바로 저담(猪膽)으로 상처 부위를 감싸고 뭔가로 얽어맨다.[≪신교만전방(神巧萬全方)≫에도 같다.]

右, 用熱湯急蘸之出, 使滿七度, 便以冷水浸之訖. 又復如此三度, 卽塗牛膽. 後便以猪膽籠伐[22]指上, 用物纏之.[神巧萬全方同.]

---

20 벌(伐) : 원본에는 '벌(伐)'로 되어 있지만, ≪태평성혜방(太平聖惠方)≫에 근거할 때 맥락상 '대(代)'의 오식으로 판단된다.

21 벌(伐) : 원본에는 '벌(伐)'로 되어 있지만, ≪태평성혜방(太平聖惠方)≫에 근거할 때 맥락상 '대(代)'의 오식으로 판단된다.

22 벌(伐) : 원본에는 '벌(伐)'로 되어 있지만, ≪태평성혜방(太平聖惠方)≫에 근거할 때 맥락상 '대(代)'의 오식으로 판단된다.

또 다른 처방[≪주후비급방(肘後備急方)≫[肘後方]에는 '손발에 갑자기 굳은살[胝]이 생겼을 때'라고 되어 있다. ≪위생이간방(衛生易簡方)≫에는 '손발에 갑자기 혹[瘤]이 생긴 것을 치료한다.'라고 되어 있다.]. 좁쌀 가루[粱米粉][≪위생이간방≫에는 '백량미(白粱米)로 만든 가루'라고 되어 있다.]를 쇠솥에서 붉게 볶아서 여러 사람의 침을 섞어 바르는데, 1치[寸] 두께만큼 하면 즉시 낫는다.

又方.[肘後方, 手足忽發胝. 衛生易簡方, 治手足忽發瘤.] 右用粱米粉[易簡方白粱米作粉.], 鐵鐺中熬令赤, 以衆人唾和塗之, 厚一寸卽差.

또 다른 처방. 소변을 소금과 섞어 진흙처럼 만들고 두껍게 싸매어 자주 갈아준다. 이어서 침으로 피를 내면 좋은 효과가 있다.

又方. 右用小便和鹽作泥, 厚裹, 數易之. 仍以針血妙出[23]也.

또 다른 처방. 매실 핵(核) 속의 씨앗을 빼내고 곱게 빻아서 독한 술과 섞어서 바른다. ○≪주후비급방(肘後備急方)≫[肘後方]. 손가락이 갑자기 붓고 아픈 것을 대지라고 부르는데, 매실 핵 속의 씨앗을 빼내어 곱게 빻아서 독한 술과 섞은 뒤 잠시 손가락을 담그고 나으면 그만한다.[≪위생이간방(衛生易簡方)≫도 같다. ≪수역신방(壽域神方)≫에는 이 아래에 '손등이 트고 갈라지면 대풍자(大楓子)를 찧어 바르면 효과가 좋다.'라고 되어 있다.]

又方. 右取梅核中人擣熟, 以苦酒和傅之. ○肘後方, 療手指忽腫痛, 名爲代指. 取梅核中人熟擣, 苦酒和, 以指漬之須臾, 差乃止之.[衛生易簡方同. 壽域神方此下云, 如手背皴裂, 大楓子擣敷妙.]

손가락이 갑자기 붓고 아픈 것이 그치지 않는 것을 치료하며, '대지방(代指方)'이라고 부른다. 물을 황토 진흙과 섞어 손가락에 1치 두께로 빈틈없이 돌아가며 발라서 뜨거운 재 속에 넣고 데워서 황토가 마를 때까지 하면 피부가 쭈글쭈글해지고는 곧 낫게 된다.[≪주후비급방≫에는 '쭈글쭈글해지지 않으면 다시 한다.'라고 되어 있다.]

---

23 묘출(妙出) : 원본에는 '묘출(妙出)'로 되어 있지만, ≪태평성혜방(太平聖惠方)≫에 근거할 때 맥락상 '출묘(出妙)'의 오식으로 판단된다.

治手指忽腫痛不已者, 名爲伐指方. 右以水和黃泥, 泥指令周匝, 厚一寸許, 內熱灰中煨之, 令燥, 視皮皺卽愈.[肘後方, 不皺者, 更爲之.]

다섯 손가락의 근육이 당기는 것을 치료하는 여러 처방
治五指筋攣急諸方

다섯 손가락이 당기는 것은 근육이 갑자기 움츠러들어 구부리고 펴지 못하는 것이다. 근육에 풍열(風熱)이 침범하면 이완되고, 풍냉(風冷)이 침범하면 당기고 긴장된다.

夫五指攣急者, 是筋急攣縮, 不得屈伸也. 筋得風熱則弛縱, 得風冷則攣急也.

다섯 손가락이 당기고 아픈 것과 팔과 팔뚝까지 당기는 것을 치료하는 영양각산(羚羊角散) 처방.

영양각설(羚羊角屑)[3푼], 강활(羌活)[3푼], 계심(桂心)[반 냥], 부자(附子)[1냥, 포제(炮製)하여 껍질과 배꼽을 제거한 것], 방풍(防風)[3푼, 노두(蘆頭)를 제거한 것], 당귀(當歸)[3푼, 썰어서 약간 볶은 것], 마황(麻黃)[1냥, 뿌리와 마디를 제거한 것], 의이인(薏苡仁)[薏苡人][1냥], 세신(細辛)[반 냥], 천궁(川芎)[芎藭][3푼], 천마(天麻)[3푼], 오가피(五加皮)[반 냥].

위의 약재를 찧고 고운체에 쳐서 가루 내어 매번 때에 상관없이 따뜻한 술에 2돈씩 타서 복용한다.[≪신교만전방(神巧萬全方)≫에도 같다.]

治手五指攣急疼痛, 連臂膊拘急, 羚羊角散方.

羚羊角屑[三分], 羌活[三分], 桂心[半兩], 附子[一兩, 炮劑, 去皮臍], 防風[三分, 去蘆頭], 當歸[三分, 剉, 微炒], 麻黃[一兩, 去根節], 薏苡人[一兩], 細辛[半兩], 芎藭[三分], 天麻[三分], 五加皮[半兩].

右件藥, 擣細羅爲散, 每服不計時候, 以溫酒調下二錢.[神巧萬全方同.]

다섯 손가락이 당길 때 손가락을 담가 치료하는 부자탕(附子湯) 처방.

부자(附子)[반 냥, 껍질과 배꼽을 제거한 것으로 생것을 쓴다.], 방풍(防風)[반 냥, 노두를 제거한 것], 지각(枳殼)[반 냥, 속을 제거한 것], 강활(羌活)[반 냥], 백지(白芷)[반 냥], 감초(甘草)[반 냥, 썰어서 생으로 쓴다.], 봉방(蜂房)[반 냥], 천초(川椒)[2냥, 눈을 뗀 것].

위의 약재를 찧고 체에 쳐서 가루 내어 매번 1냥씩 쓰는데 물 3큰사발에 생강 1냥, 뽕나무가지 생것 1줌, 검은콩[黑豆] 1홉(合)과 함께 콩이 익을 때까지 달여서 찌꺼기는 버린다. 적당한 온도를 살펴서 바람을 피해 손가락을 담그고 물이 차가워지면 다시 따뜻하게 해서 쓴다.[≪신교만전방(神巧萬全方)≫에도 같다.]

治五指攣急, 淋蘸手指, 附子湯方.

附子[半兩, 去皮臍, 生用.], 防風[半兩, 去蘆頭], 枳殼[半兩, 去瓤], 羌活[半兩], 白芷[半兩], 甘草[半兩, 剉生用.], 蜂房[半兩], 川椒[二兩, 去目].

右件藥, 擣篩爲散, 每用一兩, 以水三大椀, 入生薑一兩, 生桑枝一握, 黑豆一合同煎, 令豆熟去滓. 看冷煖得所, 避風淋蘸手指, 水冷重煖用之.[神巧萬全方同.]

손가락이 풍냉(風冷)에 상해서 근맥이 당기는 것을 치료할 때는 이 처방을 써야만 한다.

천초(川椒)[반 냥, 눈을 제거한 것], 천궁(川芎)[芎藭][반 냥], 백지(白芷)[1푼], 방풍(防風)[1푼, 노두를 제거한 것.], 건강(乾薑)[1푼].

위의 약재를 모두 썰어 물 2큰잔으로 진하게 달여 찌꺼기는 걸러서 버리고 손가락에 바른다. 하루에 5~7번 바르면 낫는다.

治手指傷風冷, 筋脈攣急, 宜用此方.

川椒[半兩, 去目], 芎藭[半兩], 白芷[一分], 防風[一分, 去蘆頭], 乾薑[一分].

右件藥, 都剉, 以水二大盞, 煎令濃, 濾去滓, 塗之. 日五七度差.

손가락이 풍냉(風冷)에 상해서 당길 때 손을 담가 치료하는 방풍탕(防風湯) 처방.

방풍(防風)[노두를 제거한 것]·부자(附子)[껍질과 배꼽을 제거한 것으로 생으로 쓴다.]・지각(枳殼)[속을 제거한 것]・유충(柳蚛)・말삼목(末杉木)・계심(桂心)・강활(羌活)・봉방(蜂房)・천초(川椒)[눈을 제거한 것]・목별인(木鼈人)・백지(白芷)・백반(白礬)[이상 각각 반 냥], 세신[3푼].

위의 약재를 잘게 썰어서 매번 1냥씩 쓰는데 물 2큰사발에 생강 1냥을 넣고 1사발이 될 때까지 달이고 찌꺼기는 버린다. 따뜻하게 해서 손가락을 담그고 식으면 즉시 다시 따뜻하게 해서 사용한다.

治手指風冷所傷, 攣急, 淋蘸防風湯方.

防風[去蘆頭]・附子[去皮臍, 生用.]・枳殼[去瓤]・柳蚛・末杉木・桂心・羌活・蜂房・川椒[去目24]・木鼈人・白芷・白礬[已上各半兩], 細辛[三分].

右件藥, 細剉, 每用一兩, 以水二大椀, 入生薑一兩, 煎至一椀, 去滓. 溫蘸手指, 冷卽重煖用之.

손발이 트고 갈라진 것을 치료하는 여러 가지 처방
治手足皸裂諸方

군열(皸裂)은 기육(肌肉)이 허약해서 겨울 추위에 노출되고 풍냉(風冷)에 꺾여서 손발이 갈라진 것이므로 '군열'이라고 한다.

夫皸裂者, 由肌肉虛, 冬時觸冒於寒, 爲風冷所折, 手足破, 故謂之皸裂也.

손발이 트고 갈라지고 피가 나며 통증이 있는 것을 치료하는 처방.[≪주후비급방(肘後備急方)≫[肘後方]에는 '손발이 트고 갈라지며 <손발의> 표면에 피가 나고 아픈 것을 치료하는 처방'으로 되어 있다.] 술에 돼지기름을 담가 주무르고 씻으면 즉시 멎는다.[≪신교만전방(神巧萬全方)≫도 같다.]

治手足皸裂, 血出疼痛方.[肘後方, 療手足皴裂, 面出血痛方.]. 右以酒挼猪洗之, 立止.[神巧萬全方同.]

---

24 거목(去目) : 원본에는 '거목(去目)'로 되어 있지만, ≪태평성혜방(太平聖惠方)≫에는 이 두 글자가 없다.

발이 여름과 겨울 상관없이 항상 트고 갈라진 것을 치료하며, '시각방(尸脚方)'이라고 부른다. 이 같은 경우 닭똥 1되를 물 5되로 3되가 될 때까지 달이고 식혀서 발을 반나절 담그고 있으면 낫는다.[≪신교만전방(神巧萬全方)≫에도 같다.]

治人足無冬夏恒皸裂, 名曰尸脚方. 右用鷄糞一升, 以水五升煮至三升, 停溫, 令浸脚半日, 差.[神巧萬全方同.]

손발이 트고 갈라진 것을 치료하는 처방. 위 같은 경우 천초 4홉을 물에 끓여서 찌꺼기를 버리고 손발을 담근다. 반 식경만에 꺼내서 말리고 잠시 후에 다시 담갔다가 마르는 즉시 염소나 돼지의 뇌수[髓腦]를 바르면 더욱 효과가 좋다.[≪주후비급방≫[肘後方]에도 같다.]

治手足皸裂方. 右取川椒四合, 以水煮之, 去滓漬之. 半食頃出, 令燥, 須臾復浸, 乾卽塗羊猪髓腦, 尤妙.[肘後方同.]

손발이 트고 피가 나오고 통증이 있어서 물을 건너는 것을 힘들어하며 서릿추위를 겪어 얼굴에 동상을 입고 아울러 동상으로 살이 떨어져 나갈 때는 이 처방을 써야만 한다. 보리잎을 따서 진하게 달인 즙으로 뜨거울 때 손발을 담그거나 씻어낸다.

治手足皸裂, 血出疼痛, 及苦涉水, 經霜凍面, 兼瘃壞, 宜用此方. 右取麥葉濃煮汁, 及熱浸洗之.

손발이 트고 갈라져 부스럼이 생긴 것을 치료하는 처방. 이 같은 경우 염소의 골수를 고아서 기름을 내고 황단(黃丹)을 조금 넣고 응결되도록 고르게 잘 섞어서 골고루 바른다. 3~5번 바르면 낫는다.[≪신교만전방(神巧萬全方)≫에도 같다.]

治手足皸裂成瘡方. 右以羊髓熬成油, 入少黃丹, 攪勻令凝, 徧塗之. 三五上差.[神巧萬全方同.]

또 다른 처방. 토끼의 뇌[≪주후비급방≫[肘後方]에는 ' 섣달에 잡은 토끼의 뇌수[月兎腦

髓]'로 되어 있다.]를 생으로 바르면 효과가 좋다.

又方. 右以兎腦[肘後方, 月兎腦髓.] 生塗之良.

또 다른 처방.

돼지기름[5홉], 건강 가루[2냥].

위의 약재를 서로 섞어 3~5번 끓어 넘치도록 달이고 적당히 식혀서 그 안에 손가락을 넣고 담근다.

又方.

猪脂[五合], 乾薑末[二兩].

右件藥相和, 煎三五沸, 候冷熱得所, 內指於中浸之.

또 다른 처방. 요자(蓼子) 1되를 물 7되에 5~7번 끓어오를 때까지 달여서 식은 후에 담그는 것을 몇 번 반복하면 곧 낫는다.

又方. 右取蓼子一升, 以水七升, 煎五七沸, 放溫, 淋數遍卽差.

살이 트고 갈라져[皸裂] 손가락 마디가 떨어져 나가려는 것을 합치게 하는 처방.

기물을 만드는 내주(萊州) 청석(青石).

위의 약재를 칼로 조금씩 긁어서 가루를 모은 뒤 떨어져 나가려는 손가락 마디를 붙잡아 받쳐준 뒤 <찢어진 상처의> 살결을 잘 맞춘다. 곧바로 돌가루를 그 위에 두껍게 덮고 비단으로 꽉 싸매면 그 통증이 즉시 가라앉고 손가락이 10일 안으로 평상시처럼 회복된다.

治皸裂, 手指節欲落却令合方.

萊州青石作器物者.

右以刀子細刮取末, 取欲落指節相柱, 文縷相當. 便以石末厚覆其上, 以帛緊裹之, 其痛當時定, 其指不過十餘日平復矣.

트고 갈라져 찢어진 통증을 치료하는 처방. 솔잎을 구워서 찜질을 하고 아울러 솔잎을 삶은 물로 씻어낸다. 불과 2~3번으로 낫는다.[≪신교만전방

(神巧萬全方)≫에도 같다.]

治皸裂破疼痛方. 右炙松葉熨之, 兼煮松葉洗之. 不過三兩度, 差.[神巧萬全方同.]

≪경사증류대전본초(經史證類大全本草)≫[大全本草]
大全本草

≪손진인식기(孫眞人食忌)≫의 손가락 종기 처방. 좁쌀죽[漿水]에 소량의 소금을 섞어 달이고 뜨거울 때 손을 담그고 식으면 바꿔준다.

孫眞人食忌, 手指腫方. 煎漿水和少塩, 熱漬之, 冷卽易.

≪도경(圖經)≫에서 "산의 용담초(龍膽草) 뿌리를 잘게 썰어서 생강 자연즙에 하룻밤 재워 독성을 제거하고 불에 쬐어 말려서 찧는다. <이것을> 물에 1돈술[錢匕]를 달여서 따뜻하게 복용한다. 사지의 동통을 치료한다."라고 했다.

圖經曰, 山龍膽草取根, 細剉, 用生薑自然汁浸一宿, 去其性, 焙乾擣. 水煎一錢匕, 溫服之. 治四肢疼痛.

≪외대비요(外臺秘要)≫. 손발이 화끈거리듯이 아픈 것을 치료한다. 지부초(地膚草) 3냥을 물 4되가 2되 반이 될 때까지 끓여서 3번에 나눠 하루에 1첩[劑]을 복용한다.

外臺秘要. 療手足煩疼. 地膚草三兩, 水四升, 煮取二升半, 分三服, 日一劑.

≪외대비요(外臺秘要)≫. 열독에 의한 병으로 손발이 붇고 아파서 빠질 것 같은 것을 치료하는 처방. 창이(蒼耳) 즙을 내어서 손발을 담근다.

外臺秘要. 療熱毒病, 攻手足腫疼痛欲脫方. 取蒼耳汁以漬之.

≪천금익방(千金翼方)≫[千金翼]. 신체의 손발이 갑자기 아프고 붓는 것을 치료한다. 창이(蒼耳)를 찧어 바르면 즉시 효과가 있다. 봄에는 줄기의 심부(心部)를 쓰고 겨울에는 열매를 쓴다.

千金翼. 治身體手足卒瘨腫. 擣蒼耳傅之, 立效. 春用心, 冬用子.

≪집험방(集驗方)≫. 열독으로 떨어져나갈 듯이 발이 붓고 아픈 것을 치료한다. 술로 고삼을 끓여 발을 담근다.

集驗方. 治毒熱, 足腫疼欲脫. 酒煮苦參以漬之.

≪두문방(斗門方)≫. 각연(脚軟다리가 힘이 빠져 제대로 걷지 못하는 증상)을 치료한다. 장류근(章柳根)을 팥알 크기로 잘게 썰어 익을 때까지 삶고, 다시 녹두를 넣고 함께 문드러지게 달여 밥을 짓는다. 매일 이렇게 준비해서 나을 때까지 복용하면, 그 효과가 몹시 뛰어나다.

斗門方. 治脚軟. 用章柳根細切, 如小豆大, 煮令熟, 更入菉豆, 同爛煮爲飯. 每日如此修事服餌, 以差爲度, 其功最效.

≪손진인식기(孫眞人食忌)≫. 갑자기 다리의 종기가 점점 올라오는 것을 치료한다. 삭조(蒴藋)의 줄기와 잎을 뜨거운 잿불 속에 묻어 뜨겁게 하여 종기 위에 붙인다. 나으면 즉시 갈아준다.

孫眞人食忌. 主卒脚腫漸上. 以蒴藋莖葉, 埋熱灰中令熱, 傅腫上. 差卽易.

≪외대비요(外臺秘要)≫. 열독이 수족을 공격하여 생긴 종기로 떨어져 나갈 듯이 아픈 것을 치료한다. 물에 말똥 즙을 끓여서 손발을 담근다.

外臺祕要. 治毒熱攻手足, 腫疼痛欲脫. 水煮馬糞汁, 漬之.

≪외대비요(外臺秘要)≫. 열독이 공격하여 생긴 수족의 종기로 떨어져 나갈 듯이 아픈 것을 치료하는 처방. 돼지기름[猪膏]과 양의 똥을 섞어서 바르면 또한 좋다.

外臺祕要, 療毒熱病攻, 手足腫疼痛欲脫方. 猪膏和羊屎塗之, 亦佳.

≪일화자본초(日華子本草)≫[日華子]에서 "우렁은 손발의 종기와 열창(熱瘡)을 치료하는데, 생으로 간 즙을 바른다."라고 하였다.

日華子云, 田螺治手足腫及熱瘡, 生硏汁傅之.

≪외대비요(外臺秘要)≫. 손과 다리가 시리듯이 아프고 아울러 살짝 부은 것을 치료한다. 오마(烏麻) 5되를 볶아서 부스러뜨려 술 1되에 하룻밤 재운 뒤 적당히 마시게 한다.

外臺祕要. 治手脚酸疼兼微腫. 烏麻五升, 熬碎之, 酒一升, 浸一宿, 隨多少飮之.

≪위생십전방(衛生十全方)≫
衛生十全方

손발이 트고 갈라진 것을 치료한다. 오배자(五倍子) 한 가지 약재만 곱게 갈아 삼씨기름[麻油]에 타서 바른다. 바를 때 먼저 깨끗이 씻고 물기를 닦아낸다.[≪시재의방(是齋醫方)≫도 같다.]

治手足皴裂. 五倍子一味爲細末, 麻油調傅之. 傅時先須淨洗拭乾.[是齋醫方同.]

손발톱에 부스럼과 군살이 생기는 것을 치료한다.

백반(白礬)·석담반(石膽礬)[각각 반 냥. 함께 쇠그릇 안에서 숯불로 달군다.], 사향(麝香)·유향(乳香)[각각 반 돈].

모두 곱게 갈아 부스럼 위에 뿌리고 부드러운 면이나 비단으로 동여매어 고정시킨다. 하루에 한 번 갈아 주는데 불과 3차례 갈기 전에 곧 낫는다. 군살 같은 경우 살 속에 파고든 손톱을 먼저 잘라내고 바른다.

治手足指甲生瘡及努肉.

白礬·石膽礬[各半兩. 同於鐵器內以炭火煆.], 麝香·乳香[各半錢].

同爲細末, 摻瘡上, 軟緜帛纏定. 日一換, 不過三換卽愈. 如努肉先剔見肉中甲了, 傅之.

발가락 사이가 곪는 부스럼을 치료한다. 거위를 잡을 때[推][≪시재의방(是齋醫方)≫·≪의방대성(醫方大成)≫·≪의방집성(醫方集成)≫·≪수진방(袖珍方)≫·≪경험양방(經驗良方)≫·≪위생이간방(衛生易簡方)≫[衛生易簡方]에는 '잡을 때[撏]'로 되어 있다.] 거위 발바닥 껍질[≪쇄쇄록(瑣碎錄)≫에는 '거위발바닥 껍집을 벗겨 햇빛에 말린다'고 되어 있고, 다른 여러 방서에서는 '거위발바닥의 누런 껍질을 가져다가 불에 쬐어 말린다'고 되어 있다.]을 가져다가 약성을 보존할 만큼 태워서 가루 내어 바른다.

治脚指縫爛瘡. 推[是齋醫方·醫方大成·集成·南北經驗方·袖珍方·經驗良方·衛生易簡方

作撏.]鵝時, 取鵝掌皮[瑣碎錄, 以退鵝掌皮曬乾, 諸方, 取鵝掌黃皮, 焙乾.], 燒灰存性, 爲末傅之.

≪조도방(助道方)≫
助道方

비경(脾經)에서 습(濕)을 받아 등·어깨·손발이 아픈 것을 치료한다
治脾經受濕, 背肩手足痛

등·어깨·손발이 망치로 맞는 것처럼 아픈 것은 습(濕)이 비경(脾經)에 있기 때문에 이와 같은 것이다.
오침목향전(烏沈木香煎)에 사물탕(四物湯)을 더하고 다시 봉출(蓬朮)을 더하면 가장 효과가 뛰어나다.
背肩手足痛如槌, 濕在脾經故若斯.
烏沈木香煎四物, 更加蓬朮, 最爲奇.

비경이 습을 받으면 돌아다니며 아픈데, 등·어깨·손발이 모두 아플 경우 ≪태평혜민화제국방(太平惠民和劑局方)≫[和劑局方]의 사물탕 1첩에 1돈 크기의 봉출 2덩이를 두드려 부스러뜨리고 목향 1돈을 잘게 썰어 물 3큰잔에 생강 10쪽을 넣고 함께 1잔 2할이 될 때까지 달여서 찌꺼기를 빼고 2번에 나눠 복용한다. 찌꺼기를 잘 뒀다가 다시 달여 역시 2번 복용하도록 만든다. 약재가 쓰고 떫으면 감초 2치[寸]를 썰어 넣고 함께 달이면 좋다.

脾經受濕, 令人走主疼痛, 肩背手足俱疼, 局方四物湯一貼, 加蓬朮二塊如錢大, 搥碎, 木香一錢, 細剉, 用水三大盞, 生姜十片, 同煎取一盞二分, 去滓, 分作二服. 留滓再煎, 亦作二服. 如藥味苦澁, 加甘草二寸, 剉, 同煎爲妙.

바람에 쓸려 다리가 갈라지고 아픈 것을 치료한다
治風吹脚裂疼痛

다리가 갈라지고 아파서 때로 걷기가 힘들며 바람과 추위에 노출되어 피부 사이가 갈라지고 손상을 입었을 때,
오배자(五倍子) 가루에 우수(牛髓)을 더해 쓰는데 사람마다 붙이는 족족 편안해졌다.

脚裂疼時步履難, 風寒吹裂損皮間,
五倍爲末加牛髓, 萬人傅了萬人安.

다리가 갈라지는 질환은 바람과 추위에 쓸려 피부가 갈라진 것이다. 오배자 반 냥을 곱게 가루 내어 소의 골수에 타서 고(膏)를 내어 환부에 붙이면 바로 낫는다. 소의 골수가 없다면 빗 만드는 아이에게 가서 빗을 대신 사서 써도 좋다.

脚裂之患, 因風寒吹裂皮膚. 用五倍子半兩, 細末, 牛骨髓調成膏子, 付患處立愈. 如無牛髓, 往做梳兒處回買爲妙.

≪시재의방(是齋醫方)≫
是齋醫方

손발가락 전체가 아프고 저린 것을 치료한다. 손영중(孫盈仲)이 일전에 이 증상을 앓았는데, 의술에 밝았던 그의 조부가 말하길, "풍사(風邪)가 있지만 허약하지 않으니 이 약으로 치료하면 낫는다."라고 하였다.

부자(附子)·목향(木香).

위의 2가지 약재 같은 양을 썰어서 거칠게 가루 내고 생강을 다른 약처럼 넣고 달이고, 목향은 기운의 허실에 따라 가감한다. 발에 힘이 없으면 부자를 빼고 오두(烏頭)를 쓰면 몹시 좋다.

治手足十指疼痛痲木. 孫盈仲嘗患此, 其祖善醫云, 有風而非虛, 以此藥治之而愈.

附子·木香.

右二味等分, 剉爲麁末, 用薑如常法煎, 木香隨氣虛實加減. 如治足弱, 去附子用烏頭, 甚妙.

팔과 다리 사이의 양쪽에 갑자기 일점통(一點痛)25이 뼈까지 아파서 견딜 수 없는 것을 치료한다.[≪세의득효방(世醫得效方)≫[得效方]에는 '부첩약(敷貼藥)'이라고 부른다.]

원화근(芫花根).

위의 약재 1가지를 갈아서 곱게 가루 내고 쌀식초에 개어 크기에 따라 붙이면 통증이 멎는다. 여주(廬州)의 곽의(郭醫)가 말하길, "이것은 한 명의 의사를 길러낸 처방이다. 일전에 한 부인을 치료했는데, 산후에 이 질병에 걸렸는데 좋은 효험을 본 적이 있다. 단 붙인 것이 잘 떨어지

25 일점통(一點痛) : 신체의 깊숙한 곳에서 통증이 발생하는 것인데, 통증의 범위가 하나의 점(點)처럼 작은 것이 특징이다.

면 얇은 종이로 그 위를 덮고 비단[≪경험양방(經驗良方)≫에는 '면백(綿帛)'으로 되어 있다.]으로 고정해야만 한다."라고 했다.[≪담료방(澹寮方)≫에도 같다.]

治臂腿之間, 忽一兩點痛著骨, 不可忍.[得效方, 名敷貼藥.]

芫花根.

右一味, 硏爲細末, 米醋調, 隨大小傅之立止. □26州郭醫云, 此陶成一醫者方. 曾以治一婦人, 產後而得此疾者良驗. 但敷貼不住, 須以紙花覆其上, 用絹帛[經驗良方, 綿帛.]札定也.[澹寮方同.]

손발톱이 깊이 파고든 것을 치료하는 처방으로 조카 승(昇)이 전해준 것이다.

웅황(雄黃)[생으로 쓴다.]·사퇴(蛇退뱀의 허물)[약성을 보존할 만큼 불로 태운 재].

위의 약재 같은 양을 곱게 가루 내어 바른다.[≪쇄쇄록(瑣碎錄)≫[瑣碎錄]에도 같다.]

治嵌甲, 昇姪傳.

雄黃[生用.]·蛇退[燒灰存性].

右等分, 爲細末, 傅之.[瑣碎錄同.]

또 다른 처방. 조카 지문(之文)이 전해준 처방이다.

웅황(雄黃)[투명한 것], 선퇴(蟬退)[3개, 연유에 구운 것. 각각 곱게 가루 낸다.].

위의 약재를 골고루 섞어서 습병(濕病)을 앓는 경우 잘 닦아낸 뒤 뿌리고, 건조한 경우 경분(輕粉) 소량을 침에 개어 바른다.

又方. 之文姪傳.

雄黃[通明者], 蟬退[參箇, 酥炙. 各爲細末.].

右衮和匀, 患濕者, 乾摻, 乾者, 用津入輕粉少許, 調塗.

또 다른 처방.

---

26 □: 원본에는 결락되어 있지만, 전자판 사고전서본 ≪보제방(普濟方)≫에 근거할 때, '려(廬)'의 결락으로 판단된다.

백반(白礬)[수비(水飛)하여 걸러낸 것], 밀타승(密陀僧).

위의 약재 같은 양을 곱게 가루 내어 잘 닦아내고 부스럼 위에 약을 뿌리는데, 뿌린 것이 붙어 있지 않으면 비단 조각으로 싸맨다. 다리의 다한증으로 인한 악취도 다스린다.

又方.

白礬[飛過], 密陀僧.

右等分, 爲細末, 乾摻瘡上, 如摻不定, 以片帛裹之. 亦治脚汗臭.

또 다른 처방. 송 참의(宋參議)의 가전방(家傳方).

오배자(五倍子)[약성을 보존할 만큼 태운 검은 재]・염연지(染胭脂)[각각 같은 양], 사향(麝香)[소량].

위의 약재를 모두 매우 곱게 갈아서 뿌린다. 오배자(五倍子)는 생으로 써도 좋다.

又方. 宋參議家方.

五倍子[燒存性黑灰], 染胭脂[各等分], 麝香[少許].

右, 同硏令極細, 摻之. 五倍子生用亦得.

손발톱이 살 속 깊이 찔러 들어간 것을 치료하는 처방. 시승(寺丞) 진중산(陳仲山)의 처방이다. 호박당(琥珀糖)은 사당(砂糖)을 고아서 작은 공처럼 만든 것으로 약성을 보존할 만큼 태운 재에 사향(麝香)・경분(輕粉)・삼씨기름[麻油]을 넣고 섞어서 바른다. 손발톱이 살 속에 깊이 찔러 들어갔던 손발톱이 불과 하루 이틀이면 저절로 물러지며, 멀쩡하던 손발톱은 병도 들지 않고 손상도 없으니 신기하다.

治嵌甲. 陳寺丞仲山方. 琥珀糖, 是砂糖熬成小毬兒者, 燒存性灰, 入麝香・輕粉・麻油調傅. 指甲嵌入肉者, 不過一兩日自爛, 別生好者, 不病處無所損, 神妙.

또 다른 처방. 보랏빛 말똥 3덩이를 각각 청포(靑布) 1조각으로 싸서 새기와 위에서 숯불로 약성을 보존할 만큼 달궈서 밀기울을 태운 것[麩

炭]으로 만든 후 고운 가루로 갈아서 매번 반 냥씩 쓰는데, 몰약 10문(文), 경분(輕粉) 10문(文), 사향 소량을 넣는다. 먼저 파와 산초를 끓인 물로 <환부를> 씻어 말끔히 닦아내고 감초를 넣고 만든 좁쌀 미음을 입에 머금고 부스럼 위로 뿜어낸다. 다시 깨끗하게 씻고 약을 바른다. <환부가> 습한 경우 깨끗이 닦고서 바르고, 건조한 경우 생유(生油)에 개어 바른다. 처음 붙일 때 하룻밤은 극심하게 아프지만 불과 3번이면 즉시 병의 뿌리가 제거된다. 한 친척이 이 병을 25년 앓아 백약이 무효했는데, 1번 바르고 편안해졌다.

又方. 紫馬糞參塊, 各用青布一片包了, 於新瓦上, 炭火煅成麩炭存性, 研爲細末, 每半兩入沒藥十文, 輕粉十文, 麝香少許. 先以葱椒湯洗, 拭乾, 口含甘草漿水, 吐在瘡上. 再洗澡淨, 傅藥. 濕者, 乾摻, 乾者, 生油調塗. 初貼一夜極痛, 不過三上, 卽去根本. 壹親戚患此二十五年, 百藥不效, 壹傅而安.

손이 갈라지지 않게 하는 처방으로 몹시 기이하다. ≪육씨속방(陸氏續方)≫<에 나온다.>

역청(瀝靑)[2냥], 황랍(黃臘)[1냥].

위의 약재를 함께 볶고 골고루 저어서 건조한 그릇 속에 담는다. 먼저 뜨거운 술로 환부가 말랑해지도록 씻고 깔끔하게 닦은 후 뭉근한 불 위에서 약을 볶아 살짝 녹여 바르고 부드러운 비단으로 덮어서 고정한다. 한번 바르면 낫는다. 염선중이 말하길, "황기·방풍 각각 1냥씩 더한다."라고 했다.[≪담료방(澹寮方)≫에도 같다.] ○≪의방대성(醫方大成)≫. 손발이 트고 갈라질 때 적청(滴靑) 2냥, 황랍 1냥을 함께 볶아서 골고루 저어 질항아리에 담아 보관한다. 먼저 뜨겁게 끓인 물로 환처의 피부가 말랑해지도록 씻어내고 말끔히 닦은 뒤, 뭉근 불 위에서 살짝 녹여 바른다.[≪의방집성(醫方集成)≫·≪남북경험방(南北經驗方)≫·≪수진방(袖珍方)≫·≪위생이간방(衛生易簡方)≫에도 같다.]

不龜手方, 甚奇. 陸氏續方.

瀝靑[貳兩], 黃臘[一兩].

右共熬攪勻, 於不津器中貯. 患者先以熱酒洗令皮軟, 拭乾, 將藥於慢火上熬, 令略溶傅之, 軟帛蓋定. 壹傅卽差. 廉宣仲云, 加黃耆・防風各一兩. [澹寮方同.] ○醫方大成. 治手足皸裂, 用滴靑二兩, 黃蠟一兩, 共熬攪匀, 瓦罐盛貯. 先以熱湯洗令皮軟, 拭乾, 將藥於慢火上, 略炙溶, 傅之.[醫方集成, 南北經驗方, 袖珍方, 衛生易簡方同.]

겨울에 손발이 갈라지는 경우[≪세의득효방(世醫得效方)≫[得效方]에는 '황랍고(黃蠟膏)'라고 되어 있다.] 삼씨기름[痲油] 반 냥을 검은 잔 속에서 뭉근 불로 끓어넘치도록 달여서 밀랍 1덩이를 넣고 함께 녹을 때까지 달인다. 즉시 광분(光粉)[≪세의득효방(世醫得效方)≫・≪경험양방(經驗良方)≫에는 '광분과 오배자 가루를 넣는다'라고 했다.] 소량을 넣고 마유・밀랍과 한 곳에서 자색(紫色)이 될 때까지 적당한 농도로 볶는데, 면유(面油얼굴에 바르는 화장용 기름)에 비해서 약간 더 진할 때 그만둔다. 먼저 뜨겁게 끓인 물로 <갈라진> 다리를 씻고 불 위에서 수분이 없어지도록 불볕을 쬔다. 즉시 약을 발라서 막고 불 위에서 약간 구워 말랑하게 한 뒤 얇은 종이를 부드러워지도록 비벼서 붙이면 그 통증이 곧 그치고 물에 들어가도 떨어지지 않는다. 합친 약에 들어간 광분이 많아서 딱딱한 덩어리가 되면, 다시 불로 구워서 말랑하게 만들어 <대젓가락 같은 것으로> 떠서 발라도 무방하다. ○≪담헌방(澹軒方)≫. 발꿈치가 갈라지거나 한겨울에 다리가 갈라지는 것은 참으로 가장 안쓰러운 일이다. 반 냥의 삼씨기름[痲油]을 밀랍에 넣고 달인 후, 광분(光粉) 반 돈을 넣고 자색(紫色)이 되도록 볶는다. <환부를> 씻은 뒤 불에 구워 붙이면 마침내 편안해진다[돼지기름에 조개 가루[蚌粉]을 타도 역시 동일한 효과를 가진다.].

冬月手足拆裂,[得效方, 名黃蠟膏.] 痲油半兩, 黑盞內慢火煎沸, 入蠟壹塊, 同煎候溶. 卽入光粉[得效方・經驗良方, 入光粉・五倍子末.] 少許, 與油蠟一處, 熬令稀稠得所, 以紫色爲度, 比之面油, 更放稠些子. 先以熱湯洗脚, 火上烘炙令乾. 卽用藥實抵之, 却於火上略炙動, 以薄紙揉軟貼之, 其痛立止, 入水亦不落. 若合藥入粉多, 則硬而成塊, 旋以火炙動, 挑傅亦不妨. ○澹軒方. 脚根裂, 隆冬脚裂最堪怜. 半兩痲油入蠟煎, 光粉半錢熬紫色. 洗敎烘, 付遂安然[猪脂油調蚌粉, 亦同.].

손발이 트고 갈라지는 것을 치료한다. 머리의 때를 <환부에> 발라서 바로 공기가 통하지 않게 하여 한참 후에 절로 살이 붙으면 때를 떼어낸다. 조카 훈(塤)이 말해준 것이다.

治手足皸裂. 以頭垢傅之, 卽不通. 久之, 自合取其膩也. 塤姪云.

손발톱이 살을 파고들어 곪는 것을 치료하는 것과 같다.

초오두(草烏頭)[반 냥], 백견우(白牽牛)[1냥], 오배자(五倍子)[4냥, 온전한 것.], 용골(龍骨)[1푼].

위의 약재 중에서 <초오두・백견우・용골> 3가지 약재를 두드려 부수고, 오배자가 흑색이 되도록 볶는다. 3가지 약재를 빼고 다만 오배자를 가루 내어 부스럼이 말랐으면 마유에 개어 바르고, 부스럼이 습하면 말끔히 닦아내고 붙인다.

治嵌甲同.

草烏頭[半兩], 白牽牛[一兩], 五倍子[四兩, 全者], 龍骨[一分].

右將內三物槌碎, 炒五倍子令焦黑色. 去三物不用, 只取五倍子, 爲末, 瘡乾, 用麻油調塗, 濕卽乾貼.

또 다른 처방은 <다음과> 같다.

황련(黃連)・소분(韶粉)・황벽(黃蘗)・부드러운 석고(石膏)를 불에 달군 것.

위의 약재 같은 양을 함께 곱게 가루 낸다. 물로 부스럼을 깨끗하게 씻고 부드러운 비단으로 닦아서 말린다. 다시 새로 길어온 물에 <약을> 개어 부스럼 위에 바르는데, 이틀에 1번씩 갈아주면 몹시 효과가 좋다.

又方同.

黃連・韶粉・黃蘗・軟石膏煆.

右等分, 同爲細末. 用水洗瘡令淨, 軟帛子搵乾. 復以新汲水調塗瘡上, 兩日一易, 妙甚.

≪쇄쇄록(瑣碎錄)≫[瑣碎錄]
瑣碎錄

다리가 트고 진무르는 것을 치료하는 처방
治脚皸爛方

다리가 트고 갈라진 것을 치료한다. 12월에 잡은 돼지의 기름을 불에 볶은 하얀 조개 가루에 섞어서 달여서 고를 만든다. 먼저 끓인 물로 깨끗이 씻고 난 후에 바른다. 또 진무를 때는 찐 우엉을 갈아서 고를 만들어 바른다.

治脚皸裂. 臘月猪脂和蚌粉炒色白者, 熬成膏. 先以湯洗淨傅之. 又爛, 蒸藕, 研成膏傅之.

발의 다양한 치료법
足雜治

동상에는 유채[芸薹]와 원수(園荽)를 달인 물로 김을 쐬고 씻어낸다.

凍瘃, 以芸薹園荽煎湯, 熏洗.

동상 걸린 다리의 부스럼을 치료한다. 감람의 씨[橄欖核]를 약성이 보존할 만큼 태워 가루 낸 다음, 경분(輕粉)과 삼씨기름[麻油]을 넣고 섞어서 바른다.[≪산거사요(山居四要)≫에도 같다.]

治凍脚瘡. 橄欖核燒存性爲末, 入輕粉麻油調塗之.[山居四要同.]

동상 걸린 다리의 부스럼을 식초 끓인 물[醋湯]로 뜨겁게 해서 씻는다.

다시 연뿌리를 찐 다음 곱게 갈아 환부에 붙인다.[≪수역신방(壽域神方)≫·≪위생이간방(衛生易簡方)≫에도 같다.]

洗凍脚瘡, 醋湯乘熱洗. 又蒸藕細研貼之.[壽域神方·衛生易簡方同.]

겨울 동상에는 오골계 달걀 흰자를 경분(輕粉)[膩粉]에 개어 <환부에> 두텁게 바르고 고양이배의 털을 잘라서 붙인다. <동상 걸린 발에 위의 약을 붙인 채로> 씻지 말고 있다가 <약을> 떼어내면 곧 낫는다.

冬月凍瘃, 用烏鷄子淸調膩粉, 厚傅, 劫翦猫腹毛貼之. 且忌濯足, 俟脫卽愈.

또 다른 처방. 잿불에서 구운 생강으로 문지르면 즉시 부스럼이 사라진다.

又方. 煨生姜擦之, 卽散.

발의 부스럼을 치료할 때, 밀타승(密陀僧)·황단(黃丹) 같은 양을 잘게 씹어서 바른다.

治足瘡, 蜜陀僧·黃丹等分, 細嚼傅之.

행로 중에 발바닥이 아플 때, 초오두(草烏頭)[草烏]·감수(甘遂) 같은 양을 가루 내어 새로 길어온 물에 타서 바른다.

行路脚板疼, 草烏·甘遂等分爲末, 新汲水調塗.

두드러기로 곧 못처럼 뾰족한 형태의 부스럼이 발바닥 피부 안에 많이 생겨나서 걷는 중에 알아챈 것을 치료한다. 낭독근(狼毒根) 1덩이를 치마끈으로 묶어놓으면 며칠 지나지 않아 저절로 떨어진다.

治癮, 乃脚板下丁子, 多生在皮內, 行步方覺. 只用狼毒根一塊, 繫於裙帶上, 不數日, 自落也.

오래 걸어서 발바닥이 붓고 아플 때, 지렁이 똥을 부어오른 곳에 바르고 높은 누각에서 하룻밤 다리를 높이 들고 잔다.[≪세의득효방(世醫得效方)≫[得效方]에도 같다.]

久行脚心腫痛, 以蚯蚓糞塗腫處, 高閣起脚一夕.[得效方同.]

발바닥 통증에는 마른 모과 가루를 대성산(大聖散)과 달여 복용한다.
脚心痛, 以乾木瓜末, 煎大聖散服之.

발이 신발에 쓸려서 핏도장[血壐]이 생긴 경우, 삼씨기름[痲油]을 바른 바늘로 찌르고 양쪽 대가리를 잘라내어 잠시 후에 <그 속의> 물이 나오면 곧 <핏도장이> 마르게 된다.
足爲鞋所擦, 生血壐, 以痲油針線穿之, 翦去兩頭, 少頃, 水若出卽乾.

발이 가시에 찔린 경우, 피마자(椑痲子)의 껍질을 제거하고 질퍽하게 갈아 고약처럼 붙이면 가시가 빠진다.
足爲刺所刺, 以椑痲子去殼, 硏令亂, 如膏藥貼之, 出.

벌어진 손발톱에 관한 처방
闞甲方

벌어진 손발톱을 치료할 때는 오래된 그릇을 곱게 가루 내어 경분(輕粉)과 섞어서 삼씨기름[痲油]을 바른다.
治闞甲, 以舊定器爲細末, 和輕粉, 痲油搽之.

또 다른 처방. 오래된 동전을 불로 달궈서 갈아낸 고운 가루를 습한 경우 말려서 뿌리고, 건조한 경우 참기름에 개어 바른다.
又方. 用古老錢煆過, 硏細末, 濕, 乾糝, 乾, 用痲油調傅.

또 다른 처방. 호도 껍질을 불로 태운 재를 가루 내어 붙인다.[≪필용전서(必用全書)≫와 ≪필용지서(必用之書)≫도 같다.]

又方. 用胡桃皮燒灰作末, 貼之.[必用全書·之書同.]

또 다른 처방. 압자(鴨觜)와 담반(膽礬)을 가루 내어 바른다.
又方. 用鴨觜膽礬爲末, 抹之.

또 다른 처방. 유향 가루를 뿌린다. 혈갈(血竭)은 더욱 효과가 좋다.[≪필용전서(必用全書)≫와 ≪필용지서(必用之書)≫에도 같다.]
又方. 以乳香末摻之. 血竭尤妙.[必用全書·之書同.]

또 다른 처방. 관중(管仲)을 약성을 보존할 만큼만 불태운 재를 바른다.
又方. 用管仲燒灰存性, 抹之.

손발톱을 제거하려는 경우, 면으로 손발톱 안을 따라 감는데 점점 깊이 들어가서 서서히 세워지면 다음에 가위로 제거한다.
又欲去甲者, 用緜逐旋入甲內, 漸漸添之, 翹起, 次用剪子去之.

손과 팔의 통증 처방
手臂痛方

손등이 붓고 아픈 것을 일러 '발빈(發鬢)'이라고 한다. 태포(苔脯떠서 말린 파래)를 물에 담가 엉킨 상태로 곱게 갈아서 바르면 즉시 사그라든다. 또 손으로 땅을 누르거나, 또는 발로 밟으면 즉시 <종기가> 흩어진다.
手背腫痛, 謂之發鬢. 以苔脯浸亂研細, 傅之卽消. 又以手按地, 又以足踏卽散.

악지(惡指손가락에 정창(疔瘡)이 생긴 것)에는 흑두(黑豆)를 거칠게 씹어서 바른다. ○≪거가필용(居家必用)≫. 악지에 부스럼이 생기려고 하고 동통을 견딜 수 없는 경우, 생 흑두를 입에 넣고 충분히 씹은 후 환부 위에 덮고서 깁비단

[紗帛]으로 동여매 고정하면 통증이 그치고 곧 낫게 된다. 신묘한 효과가 있다.[≪필용전서(必用全書)≫와 ≪필용지서(必用之書)≫에도 같다.]

惡指, 亂嚼黑豆傅之. ○居家必用. 治惡指欲成瘡, 疼痛不可忍者, 用生黑豆, 口嚼爛罨上, 紗帛縛住, 痛卽止, 便愈. 神效.[必用全書 · 之書同.]

손발이 풍습에 손상을 입고 아울러 각기(脚氣)가 있을 때, 만잠사(晩蠶沙)에 쌀식초를 넣고 뜨겁게 볶은 후 면에 싸서 찜질한다.

手足爲風濕所傷, 兼有脚氣, 晩蠶沙以米醋炒令熱, 用緜包熨.

팔의 통증을 치료할 때, 당귀 2~3냥을 얇은 조각으로 썰고 3일 동안 술에 재운 뒤 그 술을 마시는데, 술을 다 마시면 따로 당귀를 바꿔서 재운다. 이렇게 2~3개월[≪사림광기(事林廣記)≫에는 '일(日)'로 되어 있다.] 하면 그 질병이 즉시 낫는다.

治臂痛, 以當歸二三兩, 切作薄片, 酒浸三日, 飮其酒, 酒盡, 別換當歸浸. 如是三兩月[事林廣記作日.], 其疾卽愈.

≪인재직지방(仁齋直指方)≫[直指方]
直指方

오매 식초 만드는 법[烏梅醋法]. 대지(代指)와 손톱 끝이 붓는 것을 치료한다.

오매[오매를 깨서 과육을 빼고 오직 씨만 쓴다.].

위의 약재를 고운 가루로 갈고 식초에 적당히 탄 뒤에 손가락을 넣고 담그고 있으면 저절로 낫는다.

烏梅醋法. 治代指, 手指甲頭腫.

烏梅[搥去殼肉, 只取仁.].

右硏細末, 醋調得所, 入指漬之, 自愈.

≪외과정요(外科精要)≫
外科精要

갑저(甲疽)·대지(代指)·감갑(嵌甲) 처방
甲疽代指嵌甲方

최씨방(崔氏方). 손발의 갑저(甲疽)나 혹 손발톱을 자르다가 살을 다치거나 혹 손톱이 자라다 살을 찔러서 부스럼이 되어 붓고 아픈 것, 꽉 끼는 신발 때문에 주위를 손상시켜서 붓고 열이 나며 누런 진물이 나와서 차츰 젖어 물이 들고, 다섯 발가락이 모두 곪고 점점 위로 올라가 다리를 절며 거품과 진물이 네 귀퉁이에서 일어나 불타는 것 같은 부스럼이 있고, 밤낮으로 곱절로 더하여 처방으로 고칠 수 없는 경우.[≪성제총록(聖濟總錄)≫에는 '녹반산부방(綠礬散傅方)'으로 되어 있다.] 녹반(綠礬)[5냥 ○≪성제총록≫에는 '2냥'으로 되어 있다.]의 형색은 박초와 비슷하고 녹색인데, 철판 위[≪영류검방(永類鈐方)≫에는 '청반(靑礬)[靑凡][27]을 때려서 분쇄한 것으로, 유리처럼 비취색이 투명한 것을 골라서 철판 위에 둔다.'라고 되어 있다.]에 둔다. 숯을 모아 밀봉하고 풀무를 불어서 불이 치솟도록 하면 녹반이 끓어서 흘러나오는데 붉은 색깔이 마치 녹아내린 쇳물과 같은 것이 진품이다. 끓던 것이 진정되고 즙이 더 이상 나오지 않을 때를 기다렸다가 불을 끄고 식으면 꺼내서 가루로 갈아내는데, 색이 황단(黃丹)과 같으면 거두어들인다. 먼저 소금을 넣고 끓인 물로 부스럼을 씻어내고, 비단으로 깨끗이 닦아낸 뒤 이 가루를 바르면 낫는다.[≪위생이간방(衛生易簡方)≫에도 같다.] ○≪성제총록≫

---

27 청반(靑礬)[靑凡]: 원본의 '범(凡)'은 '반(礬)'의 오식으로 보인다. 청반(靑礬)은 녹반(綠礬)의 딴이름이다. 녹반은 황산 제1철을 주성분으로 하는 광석이다. 광석을 캐서 잘게 깨어 물에 넣고 가열하면서 우린다. 우려낸 액체를 졸이면 녹반이 생긴다. 맛은 시고 성질은 차다. 외용약으로 쓸 때는 가루 내어 뿌리거나 기초 약제에 개어 바른다. 물에 풀어 바르기도 한다.

[總錄]. 위의 한가지 약재를 다리미에 숯불을 넣고 온통 붉어질 때까지 태워서 불을 끈 후 매우 곱게 간다. 먼저 소금을 끓인 물로 부스럼을 씻고 깨끗이 닦아낸 뒤 바로 부스럼 위에 바르고 부드러운 비단으로 싸맨다. 부스럼이 당기고 아프다면 즉시 연유[酥]를 부스럼 위에 발라서 촉촉하게 하는데, 하루에 3~5번 정도 한다. ≪주후비급방(肘後備急方)≫[肘後方]에는 이 아래에 "오직 많이 하는 것이 좋다. 약을 붙이고 나서 부드러운 비단으로 느슨하게 감싸주면 당일 즉시 진물이 멈추고 부스럼이 마른다. 만약 아프고 당기면 즉시 조금의 연유를 발라 촉촉하게 하고 매일 1번씩 반복한다. 소금 끓인 물로 씻어내고 농이 있는 곳은 항상 깨끗하게 씻어내며, 딱지가 마른 곳은 가까이 할 필요는 없다. 매번 씻고 나서 약을 처음처럼 바르는데 다만 아프고 당기면 즉시 연유를 바른다. 5일째가 되면 위에 앉은 딱지가 점점 일어나는 것을 느끼는데, 역시 이전처럼 씻고 약을 바른다. 10일째가 되면 부스럼이 점점 다 벗겨지고 딱지도 떨어지는데, 연약한 곳에 혹 다시 하얀 농거품이 생기면 문질러 없애고 약을 바르면 절로 모두 낫는다. 형부(刑部) 장 시랑(張侍郎) 본인이 이 질병에 걸려 60일을 누워지냈으니, 그 고생을 다시 말할 것도 없었다. 서울의 많은 의사가 찾아가 문병하고 모두 생각에 따라 처방하였는데도 효험이 없었다. 오직 이 방법만이 신묘한 효과가 있었기에 기록해서 호사가들에게 남기는 바이다."라고 하였다.

崔氏[28]. 治[29]甲疽, 或因剔甲傷肌, 或因甲長侵肉, 遂成瘡腫痛, 復緣窄靴, 研損四邊, 腫焮, 黃水出, 浸淫相染, 五指俱爛, 漸漸引上脚趺, 泡漿四邊起, 如火燒瘡, 日夜倍增, 醫方所不能療者.[聖濟總錄, 名綠礬散傅方.] 綠礬[五兩 ○總錄二兩.]形色似朴硝而綠色, 置於鐵版上[永類鈐方, 靑凡打碎, 揀如琉璃翠明者, 聚在鐵板上.]. 聚炭封之, 囊袋吹令火熾, 其礬卽沸, 流出色赤, 如鎔金汁者, 是眞也. 俟沸定汁盡, 去火, 待冷取出, 研爲末, 色似黃丹收之. 先以鹽湯洗瘡,

28 최씨(崔氏) : 원본에는 '최씨(崔氏)'라고 되어 있지만, ≪외과정요(外科精要)≫에 근거할 때, 이 아래에 '방(方)'이 빠진 것으로 판단된다.

29 치(治) : 원본에는 '치(治)'라고 되어 있지만, ≪외과정요(外科精要)≫에 근거할 때, 이 아래에 '수족(手足)'이 빠진 것으로 판단된다.

帛裹乾, 用此末傅之, 愈.[衛生易簡方同.] ○總錄, 右一味, 熨斗內以炭火, 燒令通赤, 去火, 研令極細. 先以塩湯洗瘡, 拭乾, 旋傅瘡上, 將軟帛裹縛. 如瘡急痛, 卽以酥塗瘡上令潤, 日三五度用. 肘後方此下云, 惟多爲佳. 著藥訖, 以軟帛緩裹, 當日卽汁斷瘡乾. 若患痛急, 卽塗少酥令潤, 每日一遍. 塩湯洗濯, 有膿處常洗使淨, 其痂乾處不須近. 每洗訖, 傅藥如初, 但痛急, 卽塗酥. 五日卽覺上痂, 漸剝起, 亦依前洗傅藥. 十日卽瘡漸漸剝盡, 痂落, 軟處或更生白膿泡, 卽捺破傅藥, 自然總差. 刑部張侍郎親嬰此病, 臥經六十日, 困頓不可復言. 京衆醫竝經造問, 皆隨意處方, 無效驗. 惟此法得效如神, 故錄之, 以貽好事者.

≪매사방(梅師方)≫. 갑저(甲疽)[≪성제총록(聖濟總錄)≫에는 '갑저로 군살이 생기고 통증이 있으며 농혈이 멎지 않는 것을 치료한다. 석농산부방(石膽散傅方)'이라고 되어 있다.]를 치료한다. 석담(石膽)[1냥 ○≪성제총록(聖濟總錄)≫에는 '반 냥'으로 되어 있다.]을 연기가 나지 않을 때까지 불에 태워 고운 가루로 갈아서 부스럼 위에 바르면 불과 4~5번이면 낫는다.[≪영류검방(永類鈐方)≫·≪수역신방(壽域神方)≫에도 같다.]

梅師方. 治甲疽[聖濟總錄, 治甲疽, 努肉疼痛, 膿血不止. 石膽散傅方.]. 石膽[壹兩 ○總錄, 半兩.], 火上燒令煙盡, 細研爲末, 傅瘡上, 不過四五度, 立差.[永類鈐方·壽域神方同.]

≪영원방(靈苑方)≫. 갑저(甲疽)로 군살이 손발톱을 싸고 있는 것, 농혈, 동통이 낫지 않는 것을 치료한다. 이 질병은 살 속에 묻힌 손발톱을 잘라내면 치료하지 않아도 낫는다. 혹은 이미 부스럼이 생겨서 낫지 않는 경우 이 처방을 써야만 한다.[≪성제총록(聖濟總錄)≫에는 '유향산부방(乳香散傅方)'으로 되어 있다.]

유향(乳香)[곱게 간 것]·담자반(膽子礬)[불에 태워 간 것].

위의 약재 같은 양[≪성제총록(聖濟總錄)≫에는 '다시 함께 매우 곱게 갈아서 때때로'라고 되어 있다.]을 바르면, 부은 살이 가라앉고 낫는다.[≪위생이간방(衛生易簡方)≫에도 같다.]

靈苑方. 治甲疽, 努肉裹甲, 膿血, 疼痛不瘥. 凡此疾, 須剔去肉中甲, 不治亦愈. 或已成瘡不瘥, 宜用此方.[聖濟總錄, 名乳香散傅方.]

乳香[研細]・膽子礬[燒, 研].

右等分[總錄, 再同研極細時時.]傅之, 肉消而愈.[衞生易簡方同.]

≪승금방(勝金方)≫. 갑저(甲疽)로 인한 노육(努肉 손발톱의 군살)・농혈(膿血)・통증이 낫지 않는 것을 치료한다. 모려(牡礪)의 머리가 두꺼운 부분을 생으로 갈아서 가루 낸다. 매번 2돈씩 복용하는데, 갈아서 전화주(靛花酒)에 타서 마신다. 옹(癰)이 번져서 이미 터진 경우, 이 가루를 바르고 다시 하루에 3번씩 복용한다.[≪위생이간방(衛生易簡方)≫에도 같다.]

勝金方. 治甲疽, 努肉膿血, 疼痛不差. 牡礪頭厚處, 生研爲末. 每服二錢, 研, 靛花酒調下. 如癰盛已潰者, 以此末傅之, 更一日三服.[衞生易簡方同.]

화타(華佗)가 감갑(嵌甲)을 치료해서 누차 효과를 얻은 처방.

요사(硇砂)・유향(乳香)[모두 간 것. 각각 1돈쭝], 경분(輕粉)[膩粉][반 돈쭝], 감람핵(橄欖核)[3개, 약성을 보존할 만큼 태운 것], 황단(黃丹)[1자(字 1자는 2푼 반)].

위의 약재를 가루 내어 생마유(生麻油 볶지 않고 짠 삼씨 기름)에 타서 먼저 소금을 끓인 물로 깨끗이 씻고 말린 후에 바른다. 두 번 바르면 효과가 나타난다.

華佗治嵌甲累效方.

硇砂・乳香[竝研. 各一錢重], 膩粉[半錢重], 橄欖核[三介, 燒存性], 黃丹[一字].

右爲末, 以生麻油調, 先以塩湯洗淨, 挹乾傅之. 兩上效.

≪선명방론(宣明方論)≫[宣明論]
宣明論

결양증(結陽證)[사지를 주치한다.]
結陽證[主四肢.]

<결양증은> 종아리에 부스럼이 생기고 사지가 붓는데, 열사(熱邪)가 기승하면 붓게 된다. 사지는 '제양(諸陽)의 근본'이라고 하는데, 양기(陽氣)가 결체(結滯)했기에 음부(陰府)에서 순환하지 못하고 양맥(陽脈)에서 순환하지 못하기 때문에 체류하고 뭉치게 된다.

瘡脛腫四肢, 熱勝則腫. 四肢者, 謂諸陽也[30]本. 陽結者, 故不行於陰府, 陽脈不行, 故留結也.

서각탕(犀角湯)으로 주치한다. 결양증으로 사지가 부어 팽창하고 열이 뭉쳐 발산하지 못하거나 독(毒)이 공격하고 흘러들어 변비가 되는 경우를 치료한다.

서각설(犀角屑)·현삼(玄蔘)[玄參]·연교(連翹)·시호(柴胡)[싹을 제거한 것. 각각 반 냥], 승마(升麻)·목통(木通)[각각 3돈], 침향(沈香)[썬 것]·사간(射干)[털을 제거한 것]·감초[구운 것, <각각> 1푼], 망초(芒硝)·맥문동(麥門冬)[심을 제거한 것, 1냥].

위의 약재를 가루 내어 매번 3돈씩 복용하는데, 물 1큰잔이 8할이 되도록 함께 달여서 식전에 찌꺼기는 버리고 따뜻하게 복용한다.

犀角湯主之. 治結陽四肢腫滿, 熱菀不散, 或毒攻注, 大便閟澁.

犀角屑·玄參·連翹·柴胡[去苗. 各半兩], 升麻·木通[各參錢], 沈香[剉]·

30 야(也): 원본에는 '야(也)'으로 되어 있지만, 전자판 사고전서본 ≪선명방론(宣明方論)≫에 근거할 때 '지(之)'의 오식으로 판단된다.

射干[去毛]・甘草[炙[31], 一分], 芒硝・麥門冬[去心, 一兩].

右爲末, 每服三錢, 水一大盞, 同煎至捌分, 食前, 去滓溫服.

31 자(炙): 원본에 '자(炙)'으로 되어 있고 전자판 사고전서본 ≪선명방론(宣明方論)≫에도 동일하다. 다만, 문맥상 이 아래 '각(各)'자가 누락되었을 것으로 판단된다.

≪난실비장(蘭室祕藏)≫
蘭室祕藏

시호승마탕(柴胡升麻湯). 남자와 부인의 사지에 열이 나고 기육(肌肉)이 뜨거우며 근골에 열이 나고 체표가 불타듯 뜨거워 손으로 누르면 불로 지지는 것 같은 것을 치료한다. 사지는 비토(脾土)에 속한다. 열은 땅 속에 잠복해 있는데, 이 병은 대부분 혈허(血虛)에 기인하여 생긴다. 또 위허(胃虛)가 있거나 찬 음식을 과식하여 비토 속에 있는 양기가 울체된 경우 이 약으로 주치한다.

승마(升麻)・갈근(葛根)・독활(獨活)・강활(羌活)・백작약(白芍藥)・인삼(人蔘)[人參][이상 각각 5돈], 자감초(炙甘草)・시호(柴胡)[이상 각각 3돈], 방풍(防風)[2돈 5푼], 생감초(生甘草)[2돈].

위의 약재를 잘게 썰어 매번 5돈씩 복용하는데, 물 2큰잔이 1잔이 될 때까지 달여 찌꺼기는 버리고 뜨겁게 하여 복용한다. 한냉(寒冷)한 음식은 피한다.

柴胡升麻湯. 治男子婦人四肢發熱, 肌熱, 筋骨熱, 表熱如火燎, 以手捫之烙人[32]. 夫熱[33]四肢者, 屬脾土也. 熱伏地中, 此病多因血虛而得之. 又有胃虛, 過食冷物, 鬱遏陽氣於脾土之中, 此藥主之.

升麻・葛根・獨活・羌活・白芍藥・人參[已上各五錢], 炙甘草・柴胡[已上各參錢], 防風[貳錢五分], 生甘草[貳錢].

右㕮咀, 每服五錢, 水二大盞, 煎至一盞, 去柤熱服. 忌寒冷之物.

---

32 인(人): 원본에는 '인(人)'으로 되어 있지만, ≪난실비장(蘭室祕藏)≫에 근거할 때, 이 아래에 '수(手)'가 누락된 것으로 판단된다.

33 열(熱): 원본에는 '열(熱)'으로 되어 있지만, ≪난실비장(蘭室祕藏)≫에 근거할 때, 이 글자는 연문(衍文)으로 판단된다.

제습보기탕(除濕補氣湯)[일명 '청신보기탕(淸神補氣湯)'으로 불린다.]. 양쪽 넓적다리가 저리고 물에 빠진 듯 무겁고 무력하며 땀이 많이 나고 잘 웃으며 입 속에서 침이 흘러나오고 몸이 산처럼 무거우며 목소리가 잘 나오지 않으며 오른손 촌맥(寸脈)이 홍대(洪大)한 것을 치료한다.

승마(升麻)[6돈], 창출(蒼朮)[4돈], 술로 법제한 황벽(黃蘗)·시호(柴胡)·황기(黃芪)[이상 각각 3돈], 술로 법제한 지모(知母)·고본(藁本)·생감초(生甘草)·당귀(當歸)[이상 각각 2돈], 오미자(五味子)·진피(陳皮)[이상 각각 1돈 5푼].

위의 약재를 삼씨 크기로 썰어서 매번 5돈씩 복용하는데, 물 2잔이 1잔이 될 때까지 달여서 찌꺼기는 버리고 빈속에 복용한다. 잠시 후에 아침밥으로 <약기운을> 눌러준다.

除濕補氣湯[一名淸神補氣湯.]. 治兩腿痲木, 沈重無力, 多汗喜笑, 口中涎下, 身重如山, 語聲不出, 右寸脈洪大.

升麻[陸錢], 蒼朮[四錢], 酒黃蘗·柴胡·黃芪[已上各參錢], 酒知母·藁本·生甘草·當歸[已上各二錢], 五味子·陳皮[已上各一錢五分].

右剉如痲豆大, 每服五錢, 水二盞, 煎至一盞, 去柤, 空心服之. 待小時, 以早飯壓之.

≪어약원방(御藥院方)≫
御藥院方

고통산(枯痛散). 사지관절의 통증을 다스리는 찜질로 지지는 약이다.

강활(羌活)[노두를 제거한 것]・독활(獨活)[노두를 제거한 것]・세신(細辛)[싹과 잎을 제거한 것]・육계(肉桂)[거친 껍질을 제거한 것]・방풍(防風)[노두와 가닥진 것을 제거한 것]・백출(白朮)・천오두(川烏頭)[생으로 껍질과 배꼽을 제거한 것]・양강(良薑)[썬 것]・마황(麻黃)[마디를 제거하지 않은 것]・천마(天麻)[싹을 제거한 것]・오수유(吳茱萸)[생으로 쓴다.]・갈근(葛根)・유향(乳香)[따로 간 것]・천초(川椒)[씨앗과 입이 닫힌 것을 제거한 것]・전갈(全蝎)[생으로 쓴다.]・당귀(當歸)[싹을 제거한 것. 이상 각각 1냥], 천강(川姜)[생으로 쓴다, 반 냥].

위의 약재를 거칠게 가루 내어 유향을 골고루 넣고 매번 10돈을 뜨되, 통증이 심한 경우 15돈까지 뜨고 가는 소금 1되와 함께 한곳에 모아 몹시 뜨겁게 볶은 다음 삶은 비단 자루 안에 약을 담아서 아픈 부위에 찜질을 한다. 때에 상관없이 자주 하면 효과가 있다. 약이 식으면 곧 다시 1번 볶고, 다 쓰고 나면 볶았던 약은 다시 쓰지 않는다.

枯痛散. 治肢節疼痛, 熨烙藥.

羌活[去蘆頭]・獨活[去蘆頭]・細辛[去苗葉]・肉桂[去麁皮]・防風[去蘆頭幷義[34]者]・白朮・川烏頭[生, 去皮臍]・良姜[剉]・麻黃[不去節]・天麻[去苗]・吳茱萸[生用.]・葛根・乳香[另研]・小[35]椒[去子及閉口者]・全蝎[生用.]・當歸[去苗. 已上各一兩], 川姜[生用, 半兩].

右爲麤末, 入乳香匀, 每抄藥一十錢, 痛甚者, 加至十五錢, 同細鹽一升, 一處炒令極熱, 用熟絹袋內貯藥, 熨烙痛處. 不拘早晚, 頻用爲效. 加藥冷, 卽再炒一次, 用畢, 其炒藥不用.

---

34 의(義) : 원본에는 '의(義)'로 되어 있지만, '차(叉)'의 오식으로 판단된다.

35 소(小) : 원본에는 '소(小)'로 되어 있지만, '천(川)'의 오식으로 판단된다.

≪세의득효방(世醫得效方)≫[得效方]
得效方

팔의 통증
臂痛

풍증(風證). 오약순기산(烏藥順氣散)[처방이 제풍문(諸風門)에 보인다.].
風證, 烏藥順氣散[方見諸風門.].

오령지산(五靈脂散). 비비통(臂脾痛)을 치료한다.
오령지(五靈脂)·형개수(荊芥穗)·방풍(防風)·강활(羌活)·독활(獨活)·감초절(甘草節)·천산갑(川山甲)·골쇄보(骨碎補)·초오(草烏)[각각 5돈], 사향[소량].
위의 약재를 가루 내어 따뜻한 술에 타서 삼키는데 잠들 때 복용한다. 온몸이 손상되어 아플 경우 몰약(沒藥)·목향(木香)을 더해서 술에 타서 빈속에 복용한다.
五靈脂散. 治臂脾痛.
五靈脂·荊芥穗·防風·羌活·獨活·甘草節·川山甲·骨碎補·草烏[各五錢], 麝[少許].
右爲末, 用溫酒調下, 臨睡服. 如渾身損痛, 加沒藥·木香, 酒調空心服.

한증(寒證). 오적산(五積散)에 패독산(敗毒散)을 합방하고 천우슬(川牛膝)·모과(木瓜)·총백(葱白)을 더한다[처방이 상한문(傷寒門)에 보인다.].
寒證. 五積散, 和敗毒散, 加川牛膝·木瓜·葱白[方見傷寒門.].

습증(濕證). 활락탕(活絡湯). 풍습으로 인한 팔의 통증에 모든 약이 효과가 없는 것을 치료한다.

백출(白朮)[얇게 썬 것, 1냥], 당귀(當歸)[깨끗이 씻어 얇게 썬 것, 말려서 무게 잰 것]・독활(獨活)[깨끗이 씻은 것]・강활(羌活)[깨끗이 씻은 것, 노두를 제거한 것, 썰어서 말린 것]・감초(甘草)[구운 것]・천궁(川芎)[각각 3냥].

위의 약재를 썰어 가루 내어 매번 3큰돈[大錢]을 복용하는데, 물 1잔 반에 생강 5쪽을 넣고 뭉근불로 1잔이 될 때까지 달여서 찌꺼기는 버리고 아무때나 따뜻하게 복용한다. 또 다른 처방. 창출(蒼朮)을 썰어서 볶은 것, 천백지(川白芷) 각각 2냥을 가루 내어 매번 2돈씩 복용하는데 술에 타서 복용하면 효과가 있다.

濕證. 活絡湯. 治風濕臂痛, 諸藥不效.

白朮[薄切, 一兩], 當歸[淨洗, 薄切, 乾秤]・獨活[淨洗]・羌活[淨洗, 去蘆, 切乾]・甘草[炙]・川芎[各參兩].

右剉散, 每服參大錢, 水一盞半, 薑五片, 慢火煎至一盞, 去渣溫服, 合滓36不拘時候. 一方. 用蒼朮切炒, 川白芷各二兩, 爲末, 每服二錢, 酒調效.

칠정(七情). 백개자산(白芥子散). 팔의 통증이 밖으로 기육(肌肉)까지 이어지고 등과 어깨가 당기며 수시로 발작하다가 멈추는 증상을 치료한다. 이는 영위(榮衛)의 기가 제대로 순환하지 못한 까닭에 경락에 응체되어 정기(正氣)와 서로 치받는 것이다. 그 통증의 양상이 탄탄(癱瘓 중풍으로 인한 마비 증상)과 유사하다.

진백개자(眞白芥子)・목별자(木鼈子)[속을 제거한 것. 각각 2냥], 몰약(沒藥)・계심(桂心)・목향(木香)[각각 반 냥].

위의 약재를 가루 내어 갈아낸 약을 넣고 잘 섞어서 매번 1돈씩 따뜻한 술에 타서 복용한다.

七情. 白芥子散. 治臂痛外連肌肉, 牽引背胛, 時發時止. 此由榮衞之氣循行失度, 留滯經絡, 與正氣相搏. 其痛發則有似癱瘓.

眞白芥子・木鼈子[去穰. 各貳兩], 沒藥・桂心・木香[各半兩].

---

36 합재(合滓): 문맥상 뜻이 통하지 않아 오식으로 보인다.

右爲末, 入硏藥令勻, 每服一錢, 溫酒調下.

유기음자(流氣飮子)[위와 같은 증상을 치료한다.].

자소엽(紫蘇葉)·청피(靑皮)·길경(桔梗)[苦梗]·당귀(當歸)·작약(芍藥)·오약(烏藥)·복령(茯苓)·천궁(川芎)·황기(黃芪)[黃耆]·지각(枳殼)[속을 제거하고 밀기울로 볶은 것]·방풍(防風)[각각 반 냥], 감초(甘草)·귤피(橘皮)[각각 3푼], 목향(木香)·연피(連皮)·대복자(大腹子)[2냥, 썰어서 생강즙에 볶은 것].

위의 약을 썰어 가루 내어 매번 복용할 때마다 물 2잔에 생강 3쪽, 대추 1개를 넣고 1잔이 될 때까지 달여서 찌꺼기는 버리고 복용한다.

流氣飮子[治同上].

紫蘇葉·靑皮·苦梗·當歸·芍藥·烏藥·茯苓·川芎·黃耆·枳殼[去穰, 麩炒]·防風[各半兩], 甘草·橘皮[各參分], 木香·連皮·大腹子[二兩, 剉, 薑汁炒].

右剉散, 每服, 水貳盞, 薑三片, 棗壹枚, 煎至壹盞, 去滓服.

담증(痰證). 복령원(茯苓圓)[처방이 해수문에 보인다.].

痰證. 茯苓圓[方見咳嗽門.].

궁활탕(芎活湯). 수음(水飮)이 정체되고 경락에 흘러들어 팔의 통증으로 나타나는 것을 치료한다. 모두 비토(脾土)가 허약한 상황에서 평소 물과 음료를 자주 먹어 소화시키지 못해서 생긴 것이다.

천궁(川芎)·반하(半夏)[끓인 물에 씻은 것]·백복령(白茯苓)·천독활(川獨活)·진피(陳皮)·지각(枳殼)[속을 제거하여 볶은 것. 각각 반 냥], 백출(白朮)·감초(甘草)[각각 1푼].

위의 약재를 가루 내어 매번 3돈씩 복용하는데 물 1잔 반에 생강 5쪽을 넣고 함께 달여 찌꺼기는 버리고 식후에 잠시 있다가 따뜻하게 복용한다.

芎活湯. 治水飮停蓄, 注於經絡, 發爲臂痛. 皆因脾土有虧, 平日多飮水漿, 不能傳化所致.

川芎・半夏[湯洗]・白茯笭・川獨活・陳皮・枳殼[去穰, 炒. 各半兩], 白朮・甘草[各一分].

右爲散, 每服參錢, 水一盞半, 生薑五片同煎, 去滓, 食後停少時, 溫服.

공연단(控涎丹). 누군가 갑자기 가슴・등・팔다리・허리・골반의 은근한 통증을 견딜 수 없고 근골까지 이어져 당기는 통증이 나타나서 자나깨나 편찮고 시시로 통증이 정처 없이 오가는 병을 겪을 때, 속의(俗醫)는 잘 알지 못해서 '주주(走注이리저리 움직이는 것)'라고 하여 곧 풍약(風藥)과 침구(針灸)를 쓰는데 모두 무효하다. 또 풍독(風毒)이 뭉쳐서 옹저(癰疽)가 되려는데 어지럽게 탕약과 첩약을 섞어 쓰는 것도 잘못된 것이다. 이는 곧 담연(痰涎)이 심격(心鬲)의 위아래에 잠복했다가 이 질병으로 전변한 것인데, 간혹 머리를 들 수 없는 두통이 생기거나 정신이 피로하여 잠이 많아지고, 또는 음식 맛을 모르고 가래침이 진하게 나오며 야간에는 목구멍에서 톱 소리가 나고, 침을 많이 흘리고 팔다리가 무거우며 종아리가 시리고 저리다. 기맥(氣脈)이 막혀서 탄탄(癱瘓)으로 오인하는데 이 역시 잘못된 판단이다. 일반적으로 이 질환이 있으면 단지 이 약만으로도 불과 몇 첩이면 그 질병이 씻은 듯이 낫는다.

감수(甘遂)[심을 제거한 것]・자대극(紫大戟)[껍질을 제거한 것]・백개자(白芥子)[진품인 것. 각각 같은 양].

위의 약재를 가루 내어 풀을 끓여 벽오동씨 크기로 환[圓]을 만들어서 햇볕에 말린다. 식후와 잠들 때 생강을 끓인 물이나 숭늉으로 5~7알부터 10알까지 삼킨다. 질병이 심각하거나 기운이 실한 사람은 <복용하는> 환약[圓]의 갯수를 늘려도 무방하다. 그 효과가 신묘하다.

控涎丹. 凡人忽患胸背手脚腰胯隱痛, 不可忍, 連筋骨牽引釣痛, 坐臥不寧, 時時走易不定, 俗醫不曉, 謂之走注, 便用風藥及針灸, 皆無益. 又是風毒結聚, 欲爲癰疽, 亂以藥貼, 亦非也. 此乃是痰涎伏在心鬲上下, 變爲此疾, 或令人頭痛不可擧, 或神意昏倦多睡, 或飮食無味, 痰唾稠粘, 夜間喉中如鋸聲, 多流睡涎, 手脚重, 腿冷痺. 氣脈不通, 誤認爲癱瘓, 亦非也. 凡有此疾, 但以是藥, 不過數服, 其疾如失.

甘遂[去心]·紫大戟[去皮]·白芥子[眞者. 各等分].

右爲末, 煮糊圓, 如梧子大, 曬乾. 食後臨睡, 薑湯或熟水下五七圓至十圓. 如疾猛氣實, 加圓數不妨. 其效如神.

가미공연원(加味控涎圓)[처방이 해수문(咳嗽門)에 보인다.].

加味控涎圓[方見咳嗽門.]

기체(氣滯). 신보원(神保圓)[처방이 제기문(諸氣門)에 보인다.].

氣滯. 神保圓[方見諸氣門].

혈기체(血氣滯). 서경탕(舒經湯). 기혈이 경락에 정체되어 순환하지 못해서 팔의 통증을 견딜 수 없는 것을 치료한다.

편자강황(片子薑黃편으로 썬 모양의 강황)[4냥, 없으면 어린 아출을 대신 쓰되 염색하는 것은 써서는 안 된다.], 백출(白朮)[볶은 것, 2냥], 강활(羌活)·감초(甘草)[구운 것. 각각 2냥], 당귀(當歸)[2냥], 해동피(海桐皮)[거친 껍질을 제거한 것, 2냥], 적작약(赤芍藥)[1냥].

위의 약재를 가루 내어 매번 3돈씩 복용하는데 물 1잔이 7할이 될 때까지 달여서 빈속에 복용한다.

血氣滯. 舒經湯. 治血氣滯留經絡不行, 臂痛不可忍者.

片子薑黃[四兩, 如無, 用嫩莪朮代, 不可用染物者], 白朮[炒, 二兩], 羌活·甘草[炙. 各貳兩], 當歸[二兩], 海桐皮[去麁皮, 二兩], 赤芍藥[一兩].

右爲散, 每服三錢, 水一盞, 煎至七分, 空心服.

열증(熱證). 방풍통성산(防風通聖散) 처방[처방이 제풍문(諸風門)에 보인다.].

熱證. 防風通聖散方[方見諸風門.].

바르고 붙이는 약[敷貼藥][처방이 ≪시재의방(是齋醫方)≫에 보인다.].

敷貼藥[方見是齋醫方.].

손발이 갈라지고 부을 때
手足裂腫

백급고(白芨膏). 뒷꿈치가 튼 것을 치료할 때는 머리털 크게 한 줌과 오동씨기름[桐油] 1사발을 질그릇 안에서 볶다가 기름이 끓어서 머리털이 푹 녹으면 천백지·백급·송지 가루를 넣고 불을 빼서 식힌 뒤에 질그릇에 보관해서 재가 들어가지 못하게 한다. 매번 백비탕으로 갈라진 곳을 씻어서 부드럽게 만들고 깨끗이 닦은 뒤 그 위에 약을 바르면 편안해진다. 혹 살짝 수분(水粉)을 더하기도 한다. ○≪의방대성(醫方大成)≫. 발꿈치가 트는 것을 치료한다.[≪경험양방(經驗良方)≫에는 '겨울철에 다리가 트고 다리 뒤가 갈라지고 발뒷꿈치가 끊어지려고 하는 것을 치료한다.'라고 하였다. ≪위생이간방(衛生易簡方)≫에는 '손발이 갈라진 것을 치료한다.'라고 하였다.] 머리털 크게 한 줌과 오동씨기름[桐油] 1사발을 질그릇[瓦器]안에서 볶고 기름이 끓어 머리털이 완전히 녹을 때 불을 끄고 식힌다. 질그릇에 담아서 재가 들어가지 못하게 한다. 매번 백비탕(百沸湯)으로 갈라진 부위를 씻어서 부드럽게 만들고, 깨끗이 닦은 뒤에 그 위에 약을 바르면 편안해진다.

白及膏. 治斷跟皸, 用頭髮一大握, 桐油一椀, 於瓦器內熬, 候油沸, 頭髮溶爛, 入川白芷·白及·松脂末, 出火攤冷, 以瓦器收貯, 不容灰入. 每用百沸湯泡洗皸裂令軟, 拭乾, 傅其上卽安. 或加少水粉. ○醫方大成. 治斷跟皸. [經驗良方, 治冬月脚生皸, 脚後拆裂, 跟欲斷者. 衛生易簡方, 治手足裂.] 用頭髮一大握, 桐油一椀, 於瓦器內熬, 候油沸頭髮溶爛, 出火攤冷. 以瓦器收貯, 不令灰入. 每用百沸湯泡洗, 皸裂令軟, 拭乾, 傅其上卽安.

또 다른 처방. 수분(水粉)을 더한다.[≪의방집성(醫方集成)≫·≪남북경험방(南北經驗方)≫·≪수진방(袖珍方)≫에도 같다. ≪경험양방≫에는 또 "곧 편안해지니, 그 뿌리를 끊을 수 있다."라고 했다.]

一方. 加水粉.[醫方集成·南北經驗方·袖珍方同. 良方又云, 卽安可絶其根.]

비방(祕方)[≪경험양방≫에는 '다리의 피부가 갈라진 것을 치료하며, 속명으로 각군(脚皸)이라고 한다.'라고 하였다.]. 오배자(五倍子)를 가루 내고 소의 골수를 틈 사이에 채우면 즉시 낫는다.[≪의방대성(醫方大成)≫·≪의방집성(醫方集成)≫·≪남북경험방(南北經驗方)≫·≪수진방(袖珍方)≫에도 같다.] ○≪위생이간방(衛生易簡方)≫. 다리가 트고 갈라진 것을 치료할 때, 오배자를 가루 내어 돼지기름에 섞어 고(膏)를 달여 갈라진 틈에 넣는다. 혹 소의 골수를 갈라진 틈에 메워주면 즉시 좋아진다.

祕方[經驗良方, 治脚拆, 俗名脚皸.]. 五倍子爲末, 用牛骨髓塡縫內, 卽愈.[醫方大成·集成·南北經驗方·袖珍方同.] ○衛生易簡方, 治脚裂拆, 用五倍子爲末, 和猪脂成膏, 入裂內. 或用牛髓和塡縫內, 卽好.

또 다른 처방. 손발이 트고 갈라진 것이[≪담료방(澹寮方)≫에는 이 아래에 '쪄낸 배처럼[如蒸梨狀]'이라는 네 글자가 있다.] 봄여름까지 낫지 않는 경우.

생강즙(生薑汁), 홍조(紅糟), 소금, 저고(猪膏)[12월 것이 좋다.].

위의 약재를 함께 문드러지게 갈아 뜨겁게 볶아서 갈라진 사이에 발라 넣는데, 일시적으로 통증이 있지만 잠시 후에 피부가 연해지며 봉합되고, 이어서 다시 쓰면 즉시 편안해진다.[≪의방대성(醫方大成)≫·≪의방집성(醫方集成)≫·≪남북경험방(南北經驗方)≫·≪수진방(袖珍方)≫·≪위생이간방(衛生易簡方)≫에도 같다. ≪담료방(澹寮方)≫에는 또 "혹 다시 약을 복용하면 풍사를 제거하고 피를 식히는 처방으로서 더욱 뛰어난 효과가 있다."라고 했다.]

又方. 手足皸裂[澹寮方, 此下有如蒸梨狀四字.], 春夏不愈者.

生薑汁, 紅糟, 塩, 猪膏[臘月者佳].

右同硏爛, 炒熱, 擦入縫內, 一時雖痛, 少頃皮軟縫合, 仍再用之卽安.[醫方大成·集成·南北經驗方·袖珍方·衛生易簡方同. 澹寮方又云, 或更服餌, 去風涼血之劑, 尤妙.]

또 다른 처방. 길을 걷는 중에 다리와 발꿈치[≪담료방(澹寮方)≫에는 '발바닥[板]'으로 되어 있다.]가 붓고 아플 때, 초오두(草烏頭)[草烏]와 감수(甘遂) 각각 같은 양을 가루 내어 새로 길어온 물에 개어 바르고 다리와 발톱을 햇빛에 드러낸다.[≪담료방(澹寮方)≫에는 '발바닥 위아래에 붙이고, 발톱에는 붙이지

않는다'고 되어 있다.]

又方. 行路脚跟[澹寮方作板.], 腫痛草烏·甘遂各等分, 爲末, 新汲水調傅, 露出脚爪甲.[澹寮方, 調付脚板上下, 服甲不付.]

도포하는 약[傅藥]. 먼 걸음으로 다리가 붓는 것을 치료한다. 복용하면 천리를 갈 수 있으니, 가볍고 편한 것이 몹시 신묘하다.

방풍(防風)·북세신(北細辛)·초오두(草烏頭)[草烏][각각 같은 양].

위의 약재를 가루 내어 신발 아래에 뿌리는데, 만약 짚신을 신는다면 물로 약간 축축하게 한 후에 약을 뿌린다.[≪담료방(澹寮方)≫에도 같다.]

傅藥. 治遠行脚腫. 用之可行千里, 輕便甚妙.

防風·北細辛·草烏[各等分].

右爲末, 摻鞋底內, 如著草鞋, 卽以水微濕過, 然后摻藥.[澹軒方同.]

≪담헌방(澹軒方)≫
澹軒方

티눈
痳

티눈은 손발에 생기는데 뿌리와 싹이 있다. 백반(白礬)과 박초(朴硝)를 곱게 갈아 식초에 다시 참먹물[京墨水]을 더하고 진하게 꿀을 섞어 붙이면 저절로 말라 떨어진다.

痳生手足有根苗. 細末白凡并朴硝, 酸醋更加京墨水, 濃調蜜付自然焦.

처음 생겨난 티눈이 아들이고 크면 어미가 되는데, 계내금(鷄內金) 껍질을 때때로 문지르고, 강아지풀[狗尾草] 줄기로 파서 피가 보이면 어미가 떨어지자마자 아들도 뒤따라 떨어진다.

初生痳子大爲母, 鷄內金皮時擦之, 狗尾草莖鑽見血, 母才脫去子相隨.

다리와 어깨를 다쳤을 때
脚子肩破

다리와 어깨 피부가 맞은 것처럼 다쳤을 때, 고양이 새끼의 머리 위 털을 취해 동트는 새벽에 입을 다물고 머금었던 침으로 발라, 어깨 위에 붙이면 즉시 나을 수 있다.

脚子肩皮破似撾, 貓兒頭上取毛, 搽五更不語含津唾, 粘貼肩頭, 可卽差.

다리의 손상으로 아플 때
脚損痛

다리가 다쳐 아프면 다 자란 부들과 목별자(木鼈子)를 생붕어와 섞어서 잘게 찧고 문드러지게 갈아서 상처에 바르고, 비단으로 싸서 하루 자고 나면 자연히 낫는다.

脚中損痛, 便成蒲, 木鼈子和生鯽魚, 細擣爛研塗患處, 帛包一宿自然蘇.

먼 걸음으로 다리가 붓고 아플 때

遠行脚腫痛

각심(脚心)이 붓고 아플 때는 진흙 속 지렁이를 바르고 다리를 올린 채 하룻밤을 푹 자고 나면 낫는데, 혹 몇 돈의 생부자(生附子) 가루를 2사발의 물로 달여 씻어도 무방하다.

脚心腫痛, 泥蚓塗, 閣起安眠一夕蘇, 或用數錢生附末, 水煎二椀濯, 無拘.

각한기

脚汗氣

불에 태운 모려(牡蠣)·고백반·밀타승 가루를 황단(黃丹)에 섞고 함께 곱게 갈아 다리오금에 바르면 더러운 냄새가 사라지고 땀도 마른다.

火燒牡礪·枯白凡[37]·密陀僧末, 和黃丹同研細, 糝脚指縫, 穢氣消除, 汗亦乾.

37 범(凡) : 원본에는 '범(凡)'으로 되어 있지만, 맥락상 '반(礬)'의 오식으로 판단된다.

≪주후비급방(肘後備急方)≫[肘後方]
肘後方

손발에 생기는 여러 질병의 치료
治手足諸病

수지(手脂손에 바르는 기름) 만드는 법.

저이(猪胰돼지의 췌장) 1구, 백지(白芷)·도인(桃仁) 부순 것 각각 1냥, 신이(辛夷) 각각 2푼, 동과인(冬苽仁) 2푼, 세신 반 푼, 황과(黃苽)·과루인(瓜蔞仁) 각각 3푼.

기름 1큰되[大升]로 백지 등을 2~3번 끓어 넘치도록 끓여 찌꺼기를 제거하고, 저이를 끝까지 주물러 짜서 바로 동과(冬瓜) 안에 넣고, 도인 가루를 함께 섞어서 고(膏)가 완성된 후 손바닥에 바르면 광채가 난다.

作手脂法.

猪胰一具, 白芷·桃仁碎, 各一兩, 辛夷各二分, 冬苽仁二分, 細辛半分, 黃苽·栝蔞人各三分.

以油一大升, 煮白芷等二三沸, 去滓, 挼猪胰取盡, 乃內冬瓜, 桃人末合和之, 膏成, 以塗手掌卽光.

손가락이 갑자기 붓고 아픈 것을 대지(代指생인손)이라고 하는데, 이를 치료하는 방법. 손가락을 뜨거운 밥에 찔러 넣어 찜질하기를 14번 한다.

療手指忽腫痛, 名爲代指. 以指刺炮上熱飯二七度.

손발에 갑자기 사마귀가 생겼을 때의 처방. 삭조(蒴藋) 붉은 씨앗을 눌러서 사마귀 위에다 으깨어 붉게 물들도록 해서 바르면 빠진다.

手足忽生疣目方. 蒴藋赤子, 按使壞疣目上令赤, 以塗之, 卽出.

또 다른 처방. 소금으로 사마귀 위를 바르고 소가 핥게 하되 3번을 넘기지 않는다.
又方. 以塩塗疣上, 令牛舐之, 不過三度.

걸어갈 때 발과 무릎이 아플 때의 처방. 뜨거운 물에 하루 종일 담그면 다음날 곧장 낫는다.
步行, 足及膝痛方. 以熱水沃之竟日, 明日便愈.

엄지발가락 귀퉁이에 발톱이 살을 파고들어 찔려서 상처가 상처가 나서 신발을 신을 수 없는 경우. ≪근효방(近效方)≫. 반석(礬石) 한 덩이를 구해서 수분이 사라질 때까지 불에 태운 뒤 가루로 해서 상처에 붙이면 나쁜 살이 없어지고 좋은 살이 차오르는데, 조심히 귀퉁이에 파고든 발톱을 제거하고 10일이 되면 낫게 된다. 이 처방을 쓰면 매우 신묘한 효험이 있다.
足大指角忽爲甲所入肉, 便刺作瘡, 不可著履靴. 近效方. 取礬石一物, 燒汁盡, 末著瘡中, 食惡肉, 生好肉, 細細割去甲角, 旬日卽差. 此方用之大神驗.

강물을 건너다 얼굴이 얼고 손발에 동상이 들어 문드러질 경우. 보리와 촉초(蜀椒)를 푹 삶은 물로 뜨겁게 해서 씻어내면 모두 좋다. 또 파와 산수유(山茱萸)를 삶아 써도 좋다.
若涉水凍面手足瘃壞方. 以麥若蜀椒濃煮, 及熱以浸洗竝佳. 又煮葱・茱萸亦佳.

우목(疣目)을 치료할 때는 거미줄로 그 주위를 묶으면 저절로 떨어진다.
治疣目, 以蜘蛛網絲遶纏之, 自落.

초우세(初虞世)[38]가 손발톱이 파고들어 살 속에 박혀 항상 피가 나고 아픈 경우를 치료할 때는 황기(黃芪)와 당귀(當歸) 같은 양을 가루 내어

38 초우세(初虞世) : 북송(北宋) 때의 의가로서 ≪양생필용방(養生必用方)≫을 저술하였다.

상처 위에 붙이고 나쁜 살이 있으면 다시 유황 가루를 조금씩 갈아서 함께 붙였다.

初虞世治陷甲生入肉, 常有血, 疼痛. 黃蓍·當歸等分爲末, 貼瘡上, 若有惡肉, 更硏少硫黃末, 同貼.

또 다른 처방. 뱀껍질 1가지를 약성을 보존할 만큼 태워 웅황(雄黃) 1탄자(彈子)를 함께 갈고, 따뜻한 장수(漿水좁쌀을 푹 끓여서 쑨 죽의 윗물)로 부스럼을 씻고 침으로 터뜨린 다음 약을 붙인다.

又方. 蛇皮一條, 燒存性, 雄黃一彈子, 同硏, 以溫漿水洗瘡, 針破貼藥.

또 <다른 처방>. 손발톱이 파고들거나 손발톱이 갈라져 상처가 나서 여러 해 낫지 않는 경우, 천오두 끝부분과 황벽 같은 양을 가루 내어 씻어 내고 약을 붙인다.

又. 治陷甲割甲成瘡, 連年不差, 川烏頭尖, 黃檗, 等分爲末, 洗了貼藥.

≪담료방(澹寮方)≫
澹寮方

다리가 트는데 쓰는 처방. 측백엽(側柏葉)[양에 상관없이 철관(鐵管) 같은 것에 담아서 진흙[黃泥]으로 <입구를> 막은 후 불속에 넣고 쇠를 달궈서 대략 붉은빛처럼 보이면 꺼낸다.]. 위의 약을 매우 곱게 가루 내어 오동씨기름[桐油]에 개어 트고 갈라진 사이로 문질러 바르고, 1~2일 정도 물에 닿지 않게 하면 저절로 편안해진다.

다른 처방[一方]. 새하얀 백급(白芨)(白及)을 갈아서 깨끗해지도록 한 뒤 바로 날카로운 사발이나 기와를 이어서 바로 긁어내어 진액에 섞어 튼 곳에 문질러 바른다.

다른 처방. 무늬가 좋고 밝게 빛나는 오배자를 매우 곱게 가루를 내어 진액에 섞어 트고 갈라진 틈에 비벼 넣는다.

脚皸方. 側柏葉[不拘多少, 似鐵管等盛之, 黃泥固濟, 入火內煅鐵略似紅, 取出]. 右爲極細末, 以桐油調, 捺入皸裂內, 不犯水一二日, 自安.

一方. 用明亮白及, 磨刮令淨, 却用利盌瓦, 逐旋鎊刮下, 以津液調, 捺入皸中.

一方. 用好紋亮五倍子, 爲極細末, 以津液調, 捺入皸縫中.

팔꿈치와 팔뚝

肘臂

인체의 사지에서 두 손은 가장 불가결한 것이니 대개 발은 없어도 손은 포기할 수 없는 것이다. 백공(百工)의 기예는 앉아서도 할 수 있기 때문에 선왕이 오형(五刑)을 만들 때 사형 아래에 코·귀·발을 베는 형벌은 두었지만 손을 자르는 형벌은 없었는데, 그 죄가 죽음에 이르지는 않는다면 <손을> 절단해서는 안 되기 때문이었다. 이것을 보면 인생에서 손이 없는 것은 실로 불가하다는 것을 알 수 있으니, 치료에 관해 전문적으로 다루는 부문이 없을 수 없는 것이다. 다만 풍(風)이 넘쳐 사지 말단에 병이 들거나 혹 간비(肝脾)의 경락이 허약하면 모두 팔에 병이 들 수 있다. 또 중완(中脘)에 담이 있어도 팔과 팔꿈치가 시큰하거나 아프고 심한 경우 떨고 흔들리며 힘없이 늘어지게 되고 오래되면 메말라 못 쓰는 지경이 되니, 각각 중점적으로 치료할 수 있는 처방을 써야만 한다.

夫人之四肢, 最不可無二手, 蓋廢足而不廢手. 百工技藝, 猶可坐而爲之, 是以先王制五刑, 大辟之下, 有劓鼻, 刵耳, 刖足, 而無去手之刑, 以其罪不至於死, 而不可絶之也. 卽此乃知有生而無手固不可, 可無醫治之專門乎. 只如風淫末疾, 或肝脾經虛, 皆能病臂. 又中脘有痰, 亦使肘臂痠疼, 甚則戰掉抽掣, 久而枯廢, 宜各有主療之方焉.

복령원(茯苓圓). 본래 비통(臂痛)을 치료하므로 ≪지미방(指迷方)≫ 중에서 "어떤 사람이 팔의 통증으로 손을 들지 못하고 왼쪽 혹은 오른쪽으로 때때로 다시 옮겨갔는데, 이는 복담(伏痰)이 중완에 정체되어 비기(脾氣)가 운행하지 못해서 위로 기와 치받아서 생긴 것이다."라고 했다. 사지는 비(脾)에 배속되어 비기가 정체되어 기가 내려가지 못하기 때문에 상행하여 팔을 공격하고 그 맥상이 침세(沈細)하게 되는 것이 바로 이 경우이다. 후인이 이 비통을 곧 담증(痰證)이라고 생각해 담을 치료하는 약을 써서 효과가 없는 경우가 없었다.

복령(茯令)[껍질을 벗긴 것, 1냥], 지각(枳殼)[밀기울에 볶아 속을 제거한 것, 반냥], 반하(半夏)[2냥], 풍화박초(風化朴硝)[1푼].

위 4가지 약재를 곱게 가루 내고 생강 자연즙(自然汁)을 달인 풀로 벽오동씨 크기로 환[圓]을 만들어 매번 30알씩 생강 끓인 물로 삼킨다. ≪백일선방(百一選方)≫에는 "누차 어떤 사람이 담으로 고생하여 밤이면 양팔이 늘 딴사람이 당기는 것 같고 양손이 떨리며 뜨거워서 심지어 찻잔도 들지 못했는데, 단지 이 약만으로 고쳤고, 모두 복용하는 대로 낫게 되었다. 세간의 담약(痰藥)이라 불리는 약 중에서 이 처방처럼 신묘한 적이 없었다."라고 했다.

茯苓圓. 本治臂痛, 故指迷方中云, 有人臂痛不能擧手, 或左或右, 時復轉移, 由伏痰在中脘停滯, 脾氣不流行, 上與氣搏. 蓋四肢屬脾, 脾滯而氣不下, 故上行而攻臂, 其脈沈細者是也. 後人謂此臂痛, 乃痰證也, 用以治痰無不效者.

茯苓[去皮, 一兩], 枳殼[麩炒, 去穰, 半兩], 半夏[二兩], 風化朴消[一分].

右四味, 爲細末, 生薑自然汁煮糊爲圓, 如梧桐子大, 每服三十圓, 生薑湯下. 百一選方云, 累有人爲痰所苦, 夜閒兩臂常若有人抽牽, 兩手戰灼, 至於茶盞亦不能擧, 只以此藥治之, 皆隨服隨愈. 世間所謂痰藥, 未有如此方之神妙也.

백출강황탕(白朮姜黃湯).

편자강황(片子薑黃)[4냥, 일설에는 기운을 소통시킬 때는 어린 아출의 끝부분인 강황을 쓰는 것이 적합하다고 한다. ≪진씨방(陳氏方)≫에는 "다만 오래된 생강 절편을 써야만 하는데 염물강황(染物姜黃)을 쓴다면 잘못된 것이다."라고 했다. 하지만 편자강황(片子姜黃)은 본래 촉땅에서 나오므로 또한 오늘날의 생강을 쓰는 것도 역시 잘못된 것이다.], 백출(白朮)[2냥, 볶은 것], 강활(羌活)[1냥], 감초(甘草)[2냥 ○≪경험양방(經驗良方)≫에는 '구운 것, 1냥'으로 되어 있다.].

위의 약재를 거칠게 가루 내어 매번 3돈씩 복용하는데, 물 1잔 반이 7할이 될 때까지 달여서 식후에 복용한다[≪경험양방(經驗良方)≫에는 '뜻대로 복용한다'라고 되어 있다.] 각기문(脚氣門)에 이 설이 나온다. ○≪경험양방(經驗良方)≫에는 또 "일찍이 왼쪽 팔의 통증으로 괴로울 때, 혹 담음(痰飮)[飮]·풍(風)·습(濕)이 원인이 되어 침뜸과 온갖 약에도 효과가 없을 때 <사용한다>."라고 되어 있다. 호경(昊卿)이 말하길, "나의 부친이 고령일 때 이 질병으로 고생했는데, 이 처방대로 세 번을 복용하고 나았다. 허리 이하가 아플 때는 묵은 해동피(海桐皮)·당귀(當歸)·적작약(赤芍藥)을 각각 2냥씩 더하면 즉시 효과가 나타난다."라고 말했다.

白朮姜黃湯.

片子姜黃[四兩, 一說快氣, 合是嫩莪末爲姜黃者. 陳氏方云, 但當用老生姜切片者, 若用染物姜黃者非. 然片子姜黃本出蜀中, 今生姜亦非也.], 白朮[二兩, 炒], 羌活[一兩], 甘草[二兩 ○經驗良方, 炙一兩.].

右麤末, 每服參錢, 水一盞半, 煎至七分, 食後服[良方隨意服.]. 有說于脚氣門. ○良方又云, 曾苦左臂痛, 或爲飮, 爲風, 爲濕, 針灸諸藥不效. 昊卿云. 其親年高, 苦此疾, 依此方三服而愈. 如腰以下痛, 加陳海桐皮·當歸·赤芍藥各貳兩, 立效.

악창(惡瘡)이 든 손가락을 치료한다. 항간에 '천사풍(天蛇風)'이라고 한다.

지네[蜈蚣][1마리를 불 위에서 태운 것].

위의 약재를 태워 아픈 손가락에 연기를 쐬는데 1, 2번이면 즉시 편안해진다.

治惡指. 諺云天蛇風.

蜈蚣[一條, 火上燒.].

右以煙熏病指, 一二次卽安.

팔이 가늘고 힘이 없어 무거운 것을 감당하지 못하는 것은 간신(肝腎)의 기운이 허약하여 풍사(風邪)가 영위(榮衛) 사이를 침범해 기혈이 사지를 두루 영양하지 못하기 때문에 이런 증상이 있게 된 것이다. 간(肝)은 목·등·팔·어깨를 주관하고 신(腎)은 허리·사타구니·다리·무릎을 주관하는데, 두 장부가 균형을 잃고 허약하게 되면 그 주관하는 부위를 따라 병이 생긴다. 지금 이런 증상은 간의 기운이 균형을 잃고 허약해진 것이므로 오로지 간의 기운을 보해야만 한다.[≪계봉방(鷄峯方)≫]

臂細無力不任重, 此乃肝腎氣虛, 風邪客滯於榮衛之閒, 使氣血不能周養四肢, 故有此證. 肝主項背與臂膊, 腎主腰胯與脚膝, 其二臟若偏虛, 則隨其所主而生病焉. 今此證, 爲肝氣偏虛, 宜專補肝也.[鷄峯方.]

당(唐)나라 때 견권(甄權)이 어머니의 병 때문에 동생 견입언(甄立言)과 의학을 익혔다. 수(隋)나라 개황(開皇) 초에 비서정자(祕書正字)가 되었고 후에 노주자사(魯州刺史)에 제수되었는데, 고적흠(庫狄欽)이 풍병(風病)을 앓아 팔을 구부릴 수 없었는데 어떤 의사도 치료하지 못했다. 견권이 말하길, "다만 활과 화살을 들고 화살받이 있는 곳으로 향하는 시간에 침 한방이면 활을 쏠 수 있도록 할 것입니다."라고 말하고는 견우혈(肩隅穴) 한자리에 침을 놓자마자 낫게 되었다. 당의 정관(貞觀) 연간에 103세까지 살았는데, 태종이 그의 집에 나아가 그 먹고 마시는 것을 살피고, 약성을 묻고는 조산대부(朝散大夫)에 제수하고, 궤장(几杖)과 의복을 하사하였다. ≪맥경침법(脈經鍼法)≫ · ≪명당인형도(明堂人形圖)≫ 각각 1권씩 지었는데 지금까지 쓰이고 있다.[≪당사(唐史)≫]

唐甄權以母病, 與弟立言習醫. 隋開皇初, 爲祕書正字, 後除魯州刺史, 庫狄欽若患風, 手不得引, 諸醫莫能療. 權曰. 但將弓箭向垜, 壹鍼, 可以射矣, 鍼其肩隅壹穴, 應時愈. 唐貞觀中壹百三歲, 太宗幸其家, 視其飮食, 訪以藥性, 因授朝散大夫, 賜几杖衣服. 其修撰脈經鍼法明堂人形圖各一卷, 至今行用焉.[唐史]

팔의 통증은 대부분 담증(痰證)이므로 마땅히 ≪태평혜민화제국방(太平惠民和劑局方)≫의 계령원(桂苓圓) 1알을 술에 개어서 청주백원자(靑州白圓子) 50알과 삼킨다. 3, 4번 복용하면 즉시 효과를 거둔다.[≪증품이간방(增品易簡方)≫ · ≪영류검방(永類鈐方)≫에는 이 아래에 "또 ≪여거사간이방(黎居士簡易方)≫[簡易]의 십미좌산(十味剉散)을 쓴다."라고 되어 있다.]

臂疼多是痰證, 宜取局方桂苓圓一丸, 以酒調開, 嚥下靑州白圓子五拾粒. 三四服卽效.[增品易簡方 · 永類鈐方此下云, 又簡易十味剉散.]

≪의방유취(醫方類聚)≫ 권83

醫方類聚卷之八十三

의방유취 권84
醫方類聚 卷之八十四

사지문[2]
四肢門[二]

≪위생보감(衛生寶鑑)≫[衛生寶鑑]
衛生寶鑑

사지 마디가 붓고 아픈 것
肢節腫痛

진정부(眞定府중국 하북성 석가장(石家庄) 지역의 옛이름)의 장대(張大)는 나이가 29살인데, 평소 술을 즐겨 마셨다. 지원(至元) 신미(辛未지원(至元) 8년, 1271년) 5월쯤 손가락 마디가 붓고 아파서 마음대로 쥐고 펼 수 없었고 무릎 관절도 똑같은 질환을 앓았다. 명치 아래[心下]가 답답하고 온몸이 무거우며 식욕이 없는데, 먹으면 즉시 토하려 하고 얼굴색은 누렇게 떠서 정신이 없었다. 6월쯤 되어 나에게 와서 치료를 청하였다. 진맥하니 침맥(沈脈)과 완맥(緩脈)이 나타났는데, 완맥은 비(脾)의 맥증(脈證)이다. ≪난경(難經)≫에 "수혈(腧穴)은 몸이 무겁고 뼈마디가 아픈 것을 주관한다. 수혈은 비(脾)가 주관하며, 사지는 비에 배속된다. 대개 그 사람이 평소 술을 마시며 아울러 절기가 습(濕)을 조장한 탓에 기가 크게 기승하여 사지로 흘러들었기 때문에 붓고 아픈 것이다."라고 했다. ≪내경(內徑)≫에 "일체 습(濕)으로 인한 붓기와 통증은 모두 비토(脾土)에 속한다."라고 했다. 장중경(張仲景)은 "습이 관절에 흘러들어 신체 사지에 화닥거리며 통증이 나타난다."라고 했는데, 바로 이것을 말한 것이다.

대강활탕(大羌活湯)으로 치료해야만 한다. ≪내경(內經)≫에 “습이 안에서 넘칠 때는 고온(苦溫)한 약성의 약재로 치료해야 하니, 고미(苦味)는 발산시키고 담미(淡味)는 잘 흘러나오게 한다.”라고 했다. 또 이르길, “풍은 능히 습을 물리친다.”라고 했다. 강활(羌活)과 독활(獨活)은 약성이 고온하여 관절을 통과하여 습을 물리치기 때문에 군약(君藥)으로 삼는다. 승마(升麻)는 고평(苦平)하고 위령선(威靈仙)·방풍(防風)·창출(蒼朮)은 고신(苦辛)한 성질로서 따뜻하게 해서 발산시키므로 신약(臣藥)으로 삼는다. 혈(血)이 막혀서 흐르지 않으면 통증이 나타나는데, 당귀(當歸)는 신온(辛溫)하여 발산시키고, 감초(甘草)는 감온(甘溫)하여 기운을 보태며 중초(中焦)를 완화시키고, 택사(澤瀉)는 함평(鹹平)하고 복령은 감평(甘平)한 약성으로 수습을 이끌어 소변으로 통하게 하는데, 담미(淡味)로서 <수분 대사가> 잘 흐르도록 하는 것이다. <대강활탕은> 약의 기미(氣味)가 서로 어울려 위아래로 습을 발산시키도록 하는 처방이다.

眞定府張大年二十有九, 素好嗜酒. 至元辛未五月間, 病手指節腫痛, 屈伸不利, 膝髕亦然. 心下痞滿, 身體沈重, 不欲飮食, 食卽欲吐, 面色痿黃, 精神減少. 至六月間, 來求予治之. 診其脈沈而緩, 緩者脾之[39]. 難經云, 腧主體重節痛. 腧者, 脾之所主, 四肢屬脾. 蓋其人素飮酒, 加之時助濕, 氣大勝流於四肢, 故爲腫痛. 內經云, 諸濕腫痛, 皆屬脾土. 仲景云, 濕流關節, 肢體煩痛, 此之謂也. 宜以大羌活湯主之. 內經云, 濕淫於內, 治以苦溫, 以苦發之, 以淡滲之. 又云, 風能勝濕. 羌活·獨活苦溫, 透關節而勝濕, 故以爲君. 升麻苦平, 葳靈仙·防風·蒼朮苦辛, 溫發之者也, 故以爲臣. 血壅而不流則痛, 當歸辛溫以散之, 甘草甘溫益氣緩中, 澤瀉鹹平, 茯苓甘平, 導濕而利小便, 以淡滲之也. 使氣味相合, 上下分散其濕也.

대강활탕(大羌活湯).

강활(羌活)·승마(升麻)[각각 1돈], 독활(獨活)[7푼], 창출(蒼朮)·방풍

39 지(之) : 원본은 ‘지(之)’라고 되어 있지만, ≪위생보감(衛生寶鑑)≫의 다른 판본에 근거할 때 ‘야(也)’의 오식으로 판단된다.

(防風)[노두와 가닥진 것을 제거한 것]·위령선(威靈仙)[노두를 제거한 것]·백출(白朮)·당귀(當歸)·백복령(白茯苓)[껍질을 제거한 것]·택사(澤瀉)[각각 반 돈].

위 10가지 약재를 잘게 썰어[㕮咀] 1번 복용할 양으로 만든 다음 물 2잔에 넣어 1잔이 되도록 달여서 찌꺼기[根]는 버리고 따뜻하게 복용하는데, 식전 또는 식후에 1번 복용한다. 술, 밀가루음식, 날음식, 찬음식, 딱딱한 음식은 피한다.

大羌活湯.

羌活·升麻[各二錢], 獨活[七分], 蒼朮·防風[去蘆叉]·葳靈仙[去蘆]·白朮·當歸·白茯苓[去皮], 澤瀉[各半錢].

右拾味㕮咀作壹服, 水二盞, 煎至壹盞, 去根溫服, 食前壹服, 食後壹服. 忌酒麪生冷硬物.

윤기고(潤肌膏). 손발이 트고 거칠며 피부가 갈라져 통증으로 바람 밖으로 손을 내밀 수 없는 것을 치료한다. 여러 번 써서 여러 번 효과를 봤기에 여기에 기록해둔다.

주자청(珠子靑)[4냥], 백황랍(白黃蠟)[8돈], 유향(乳香)[2돈].

위의 약재를 쇠솥 안에서 먼저 역청(瀝靑)을 떨어뜨리고 황랍과 유향을 넣고 다음에 삼씨기름[麻油] 1~2술[匙]을 넣고 역청이 녹기를 기다렸다가 크고 깨끗한 대야에서 조금씩 볶는데 그 옆에서 잘 저어주고 쇠살촉으로 물속에 1~2방울 떨어뜨린다. 굳어지면 기름을 살짝 넣고 적당히 굳어지면 물속에서 새 면으로 여과하고, 하얀색이 될 때까지 주무른다. 자기(磁器) 내에 담거나 유지(油紙)로 싼다. 매번 먼저 불 위에서 터진 부위를 달군 다음 뜨거울 때 약을 집어 모으고 또한 불 위에서 부드럽게 만들어 구워 터진 부위 위에 바르고 종이로 조금 붙이면 저절로 아문다. ○≪제생발수(濟生拔粹)≫[拔粹方]. 손발이 트고 갈라져 통증이 있는 것을 치료한다. 역청 4냥, 황랍 8돈, 유향 2돈 이 세 가지 약재를 함께 쇠솥 안에서 센불과 약불로 볶은 다음에 소유(小油) 1~2술[匙]을 넣고 바로 물속에 떨어뜨려 써본다. 굳어지면 다시 기름을 넣고 적당히 굳어지면 물속에 떨어뜨리고 자기 안에 놓고 매번 불 위에서 부드러워지도록 구워서 찢어진 곳 위에 바르고 종이를 붙여 봉한다.

潤肌膏. 治手足皴澁, 皮膚裂開, 疼痛不能迎風入手. 屢用屢效, 故錄於此.

珠子靑[四兩], 白黃蠟[八錢], 乳香[二錢].

右於鐵鐺內, 先下瀝靑, 隨手下黃蠟乳香, 次入麻油一二匙, 俟瀝靑溶開, 微微熬動, 於大淨水盆, 於其旁以攪藥, 用鐵錍滴一二點於水中試之. 如硬入少油, 看硬軟合宜, 新綿濾於水中, 揉扯以白爲度. 磁器內盛, 或油紙裹. 每用先火上炙裂口子, 熱捻合藥, 亦火上炙軟, 塗裂口上, 用紙少許貼之, 自然合矣. ○拔粹方, 治手足皴裂疼痛. 瀝靑四兩, 黃蠟八錢, 乳香二錢, 右三味, 同於鐵鍋內, 文武火熬, 次入小油一二匙, 旋滴於水中試之. 如硬更入油, 硬軟合宜, 濾於水中, 磁器內放, 每用火上炙軟, 裂子上貼紙封.

≪성제총록(聖濟總錄)≫
聖濟總錄

갑저
甲疽

족삼음경(足三陰經)은 모두 발에서 시작되는데 기혈이 막혀서 순환하지 못하면 발톱 사이가 곪아서 갑저(甲疽)가 생긴다. 경락의 순환 때문이지 그저 기육(肌肉)의 병 때문만이 아니다. 그러므로 혹 손발톱을 자르다가 살이 다치거나, 손발톱이 자라는 도중에 살을 파고 들어가기도 하며, 신발이 맞지 않아서 기혈이 막혀서 통하지 못하는 등의 원인으로 썩고 곪아서 저(疽)가 되기도 한다. 오래되면 침식해가며 손발가락에 염증이 생기고 위로는 팔이나 무릎 사이까지 당기며 창포(瘡疱)가 생기는 것이 이것 때문이다. 그러나 병이 사지 말단에 있기에 그 내부를 치료할 필요는 없고, 오직 약을 바르거나 씻어내어 나쁜 살을 제거하고 더러운 것을 제거하며 올바로 걷는다면 낫게 된다.

足三陰經皆起於足, 氣血沮而不行, 潰於指甲之間, 能成甲疽. 凡以經絡之所流注, 非特肌肉之病也. 故或得於翦甲傷肌, 或得於中長侵肉, 或得於屨舃之不適, 使血氣沮遏不通, 故腐潰爲疽. 久則浸淫爛指, 上引於腕膝之間, 而瘡疱者是已. 然病在四末, 不必治其內, 惟塗傅滌濯, 去惡而除穢, 及適其行履則愈.

갑저가 밤낮으로 곱절로 심해져 붉은 살이 손발톱 주변에 생겨나고 손발톱을 둘러싼 것을 치료하는 여여고(藺茹膏죽여고(竹茹膏)) 처방.

죽여(竹茹)[藺茹]・황기(黃芪)[黃耆][각각 2냥], 돼지기름[반 근].

위의 3가지 약재를 먼저 콩알 크기로 잘게 썰고서 독한 술에 하룻밤 재운다. 돼지기름과 한곳에 모아 약한 불 위에서 달여 3홉을 취하여 찌꺼기는 쥐어짜서 버리고 부스럼 위에 바른다. 하루에 2~3번 바르면 붉은 살이 곧 사라진다.

治甲疽日夜倍增, 赤肉生甲邊, 褱甲者, 藺茹膏方.

藺茹・黃耆[各二兩], 猪脂[半斤].

右三味先㕮咀如豆, 以苦酒浸壹宿. 與猪脂壹處, 微火上煎, 取三合, 絞去滓, 以塗瘡上. 日三兩度, 其赤肉卽消散.

갑저(甲疽) 및 여러 옹저와 악창에 군살이 생기는 것을 치료하는 저제탕(猪蹄湯) 처방.

저제(猪蹄돼지족발)[1개, 생것], 백렴(白蘞)・백지(白芷)・낭아(狼牙)・작약(芍藥)[각각 3냥], 황련(黃連)・황금(黃芩)・대황(大黃)・독활(獨活)[각각 2냥].

위의 8가지 약재를 콩알 크기로 잘게 썰고 먼저 물 3말로 돼지족발을 삶는데 물이 1말 2되가 되면 족발을 빼낸 후 약을 넣고 다시 5되가 될 때까지 끓인다. 따뜻할 때 부스럼을 씻는데, 하루에 3번 씻는다.

治甲疽, 及諸癰疽惡瘡有肉息, 猪蹄湯方.

猪蹄[壹隻, 生者], 白斂・白芷・狼牙・芍藥[各參兩], 黃連・黃芩・大黃・獨活[各二兩].

右八味㕮咀如豆, 先以水三斗煮猪蹄, 水至壹斗二升, 去蹄後, 入藥更煮, 至五升. 候溫洗瘡, 日三度.

갑저가 다년간 낫지 않아 군살, 농혈(膿血), 동통이 있는 것을 치료하는데 오매산(烏梅散)을 바르는 처방[傅方].

오매(烏梅)[10개, 불에 태워 얻은 재].

위의 한 가지 약재를 갈아서 가루 내어 부스럼 위에 바르는데, 하루에 3번 갈아준다.

治甲疽多年不差, 努肉膿血疼痛, 烏梅散傅方.

烏梅[十枚, 燒灰].

右壹味硏爲散, 傅瘡上, 日三易.

갑저를 치료하는데 황기산(黃芪散)[黃耆散]을 바르는 처방[傅方].

황기(黃芪)[黃耆][썬 것] · 뱀껍질[탈 때까지 구운 것. 각각 1냥].

위의 2가지 약재를 찧고 체로 쳐서 가루 내어 부스럼 위에 하루 3~5번 바른다.

治甲疽, 黃耆散傅方.

黃耆[剉] · 蛇蛻皮[炙令. 各壹兩].

右二味擣羅爲散, 傅瘡上, 日三五度.

≪거가필용(居家必用)≫
居家必用

손발이 트고 갈라져 부스럼이 생긴 경우, 썩은 연꽃의 잎과 줄기를 약성을 보존할 만큼 태워서 머릿때와 합친다. 오동씨기름[桐油]을 달여 익혀서 섞고 걸쭉한 고(膏)를 만든 뒤 비벼서 1조각으로 만든다. 약을 쓸 때 작은 가닥으로 썰어서 손발의 갈라진 부위에 넣는데, 눈을 뿌리듯이 한다. 또 오배자(五倍子) 가루와 소의 골수를 섞어서 바른다.[≪필용전서(必用全書)≫·≪필용지서(必用之書)≫에도 같다.]

脚手皴裂成瘡者, 用敗荷葉梗燒灰存性, 合頭垢. 煎桐油熟和爲稠膏, 捺成壹片. 臨用時, 切作小條, 塞裂縫中, 如糝雪比. 又用五倍子末牛髓和傅.[必用全書之書同.]

손발톱이 벌어져 통증으로 걸을 수 없는 경우, 귤피를 진하게 달여서 그 물에 한참을 담그고 있으면, 손발톱 살이 저절로 떨어지는데 조심조심 손으로 제거하고 호랑이뼈를 곱게 갈아서 바르면 통증이 멎는다. 크게 뛰어난 효과가 있다.

闞甲疼痛, 不能行履者, 用橘皮煎濃, 湯浸良久, 甲肉自相離, 輕手剪去, 細碾虎骨末傅, 其痛卽止. 大有神效.

≪필용전서(必用全書)≫
必用全書

궁내축연보첩법(宮內縮蓮步捷法). 메밀짚을 양에 상관없이 태워서 재를 만들고 물을 떨어뜨려서 진한 즙을 만드는데 진한 식초 같은 색깔이 되면 쓸 수 있다. 요사(硇砂)[碙砂]·백복령(白茯苓)·고본(藁本) 3가지 약재를 같은 양으로 곱게 가루 낸다. 매번 3돈의 약가루를 앞의 잿물 3큰사발과 사기솥[砂鍋]에서 몇 번 끓어 넘치도록 달여서 다리를 따뜻해질 때까지 씻어내린다. <약이 식으면> 다시 따뜻하게 달인 것에 다리를 담궈서 데우기를 불과 몇 차례만 하면 자연 부드러워져서 쉬이 벗겨진다. 혹 다리 부위에 소소한 부스럼이 생기면 틀림없이 독기가 나온 것이다. 그리고 가자(訶子)를 고운 가루로 갈아붙이면 낫는다. 이 처방은 지인(至人)에게서 나온 것으로 몹시 신묘한 것을 이루 다 말할 수 없다. 30세 부인도 치료할 수 있다.[≪필용지서(必用之書)≫에도 같다.]

宮內縮蓮步捷法. 蕎麥稈不拘多少, 燒作灰, 用水淋取濃汁, 如釅醋色, 方可用. 碙砂·白茯苓·藁本三味, 等分爲細末. 每用三大[40]藥末, 用前灰汁三大椀, 於砂鍋內, 同煎數沸, 乘熱如常, 洗脚淋渫至溫. 又添熱者, 浸渫不過數次, 自然柔軟易扎矣. 或於脚面生小小瘡, 勿疑乃是毒氣出耳. 却以訶子, 研爲細末付之, 卽差. 此方出於至人, 神妙之甚, 不可盡述. 三十歲婦人, 亦可爲之.[必用之書同.]

금연온보고(金蓮穩步膏). 지골피(地骨皮)를 홍화(紅花)와 함께 문드러지게 갈아서 티눈처럼 아주 미세하게 만들어 아픈 곳에 붙이면, 부스럼이 생긴 곳이 다음날 아물게 된다.[≪필용지서(必用之書)≫에도 같다.]

---

40 대(大) : 원본은 '대(大)'이지만, 전자판 사고전서본 ≪죽여산방잡부(竹嶼山房雜部)≫에 근거할 때 '전(錢)'의 오식으로 판단된다.

金蓮穩步膏. 地骨皮, 同紅花爛研, 極細如鷄眼, 痛處付之, 成瘡者, 次日結掩.[必用之書同.]

≪남북경험방(南北經驗方)≫
南北經驗方

≪장자화방(張子和方)≫. 손발이 갈라진 것을 치료한다. 백급(白芨)을 양에 상관없이 가루 내어, 물에 개어 찢어진 곳에 바른다.[≪수진방(袖珍方)≫·≪신효명방(神效名方)≫·≪위생이간방(衛生易簡方)≫에도 같다. ≪급구선방(急救方)≫에서는 또 "3~5일동안 물에 닿지 않도록 한다."라고 했다.]

張子和方. 治手足裂. 白芨不拘多少爲末, 水調塗裂處.[袖珍方·神效名方·衛生易簡方同. 急救仙方又云, 忌參五日不犯水.]

≪영류검방(永類鈐方)≫
永類鈐方

지과
指爪

실수로 손가락을 다쳐서 끊어질 것처럼 아플 때, 파를 잿불에 구워서 문드러지게 찧어서 손가락을 감싸면 효과가 있다.

誤傷指, 碎痛欲絶, 煨葱擣爛包之, 效.

감갑(嵌甲손발톱이 옆으로 살을 찌른 경우)을 치료할 때, 고반(枯礬) 가루를 붙인다.

治嵌甲, 枯凡末貼之.

손발이 트고 갈라진 것을 치료할 때, 산초 2냥을 물에 끓여서 찌꺼기를 버리고 1시간[半時] 동안 담그고 있다가 발을 빼낸 뒤 말리고 다시 담근다. 마르면 돼지나 양의 뇌수를 바르면 몹시 효과가 좋다. 12월에 잡은 거위의 기름에 산초를 볶아서 바른다.

治手足皸裂, 椒二兩煮水, 去滓, 漬半時久出, 令燥復浸之. 乾却塗猪羊腦髓, 極妙. 臘鵝膏椒熬, 塗.

오배자(五倍子), 백급(白芨), 볶은 아교(阿膠)를 같은 양으로 가루 내어 침에 적당히 섞어 바른다. 양의 골수에 섞으면 더욱 좋다.

五倍子・白及・阿膠炒, 等分爲末, 津調得所, 塗. 羊髓調, 尤佳.

또 은(銀)을 두드려 연당(鉛糖)으로 만들고 들기름[淸油]을 넣고 달여 머리카락 태운 재를 넣고 골고루 섞는다. 상처 부위를 물로 깨끗이 씻고

부스럼의 갈라진 곳에 약을 넣는다.[≪경험양방(經驗良方)≫에도 같다.]

又, 打銀作鉛糖, 加淸油煎, 入燒頭髮灰和均. 用水淨洗, 却入藥瘡縫內.[經驗良方同.]

잡병으로 인한 팔의 통증

雜病臂痛

팔의 통증은 대부분 '풍(風)'이라고 한다. 그 맥박이 느리게 뛰다가 도리어 급해지면 습(濕) 때문인 것이 명백하다. 창출(蒼朮)·부자(附子) 각각 같은 양, 목향(木香) 1푼에 생강을 넣고 달인다. 비단으로 덮어 지붕 위에 하룻밤을 내놓고, 다음날 중탕하여 따뜻하게 복용하면 낫는다.[≪속이간방(續易簡方)≫]

臂痛多曰風. 其脈濡而來反急, 明其濕. 用蒼朮·附子各等分, 木香乙分, 姜煎. 帛蓋屋上, 露星壹宿, 次日重湯煖服, 愈.[續易簡]

팔이 붇고 무거운 것은 풍(風)이 아니라 습(濕) 때문이다. ≪태평혜민화제국방(太平惠民和劑局方)≫[局方]의 방기황기탕(防己黃芪湯)을 복용하고, 소변을 한번 보면 낫는다. 방기는 소변을 잘 통하게 하여 습을 제거하기 때문이다.

臂腫重非風也, 乃濕也. 用局方防己黃芪湯, 小便壹行而愈. 蓋防己能利小便去濕也.

≪여거사간이방(黎居士簡易方)≫. 팔의 통증으로 풍증(風證)이 될 때, 십미좌산(十味剉散)을 써서 치료한다.

簡易, 臂痛作風, 治用十味剉散.

여자의 양 손발이 사지 끝부터 저리고 팔뚝과 무릎까지 아프며 인사불성으로 담기(痰氣)가 나타날 때, 사칠탕(四七湯)을 복용하면 낫는다.

一女子兩手足, 自四末痺, 至肱膝方痛, 而不省人事, 作痰氣, 服四七湯, 愈.

≪경험양방(經驗良方)≫
經驗良方

팔의 통증을 치료할 때, 뽕나무 가지를 잘게 썰고 1작은되를 향이 나도록 볶고 물 3큰되가 2되가 될 때까지 달여서 매일 몇 차례씩 복용하면 편안해진다.

治臂痛, 右桑枝細切, 壹小升, 炒香, 以水三大升, 煎取二升, 日服數次, 安.

손발이 트고 갈라지는 경우
手脚拆裂

겨울에 손발이 트고 갈라지는 것을 치료할 때, 12월에 잡은 거위기름에 산초 몇 개를 볶아서 잘 담아뒀다가 때때로 꺼내서 갈라진 부위에 바른다.

治冬月手足拆裂, 臘月鵝膏, 椒數粒熬過收用, 時取出傅拆處.

또 다른 처방. 학질을 치료하는 승금환(勝金丸)을 곱게 갈아서 들기름[淸油]에 타서 바른다.

又方. 用治瘧勝金丸, 硏細, 淸油調傅之.

다리가 갈라지는 것을 세간에서는 '각군(脚皸)'이라고 한다. 파두(巴豆) 껍질을 벗긴 것 21알을 들기름 2냥에 <넣고> 파두가 검은색이 될 때까지 달여서 파두를 빼낸 다음, 황단(黃丹) 1냥 반에 <위의> 들기름을 넣고 뭉근불로 잘 저어가며 볶아서 고(膏)를 만든다. 겨울 귤잎을 달여 뜨거운 탕으로 하여 <갈라진 부위를> 깨끗이 씻어내고서 고를 바른다.

治脚拆, 俗名脚皸. 用巴豆二十壹粒去殼, 淸油二兩, 煎豆黑色去豆, 用黃丹壹兩半入油, 慢火熬攪勻作膏. 煎冬橘葉, 湯洗淨, 塗之.

신응산(神應散). 봄여름쯤에 발가락 사이가 습하고 짓무르는 것을 치료한다. 간혹 부인에게 이러한 증상이 있다.

명반(明礬)[3돈, 불에 볶아 불순물을 제거한 것], 황단(黃丹)[반 돈].

위의 약재를 한곳에 모아 곱게 갈아서 매번 조금씩 뿌리는데, 밤이 지나면 마른다.

神應散. 治春夏間脚指叉濕爛. 或婦人有此.

明礬[參錢, 火飛], 黃丹[半錢].

右壹處硏細, 每以少許滲之, 經夕便乾

발이 짚신에 쓸려 부스럼이 생긴 것을 치료한다. 구멍난 짚신 새끼줄을 태운 재를 뿌리고, 들기름에 타서 바르거나 혹 침과 콧물에 섞어 바르면 효과가 좋다.

治草鞋咬脚生瘡. 右用所穿草鞋繩燒灰摻之, 及淸油調塗, 或用津唾與鼻涕, 塗之爲妙.

손발이 트는 것을 치료하는 약. 무명이(無名異)을 곱게 가루 내고, 참기름과 오동씨기름[桐油]을 달인 것에 섞어 바른다. 즉시 물로 씻어내도 아프지 않다.

治皸藥. 右用無名異爲細末, 煎眞桐油調塗, 卽可下水, 不痛.

발뒤꿈치가 튼 것을 치료하는 약.

말발굽[아래를 닦아낸 것을 불에 태운 재], 고양이 새끼 털[불에 태운 재], 남자의 머릿때[불에 태운 재].

위의 약재를 골고루 섞어서 들기름에 타서 바른다. 비단으로 감싸고 고정시켜 물이 닿지 않도록 하면, 통증을 가라앉히고 병의 뿌리를 뽑는다. <약을 바르기 전에> 먼저 여뀌 뿌리와 줄기, 녹나무 잎을 끓인 물로 청결하게 씻는다.

治斷跟皸藥.

馬蹄[修下者燒灰], 貓兒毛[燒灰], 男子頭垢[燒灰].

右和勻, 淸油調塗. 用絹帛護定休著水, 極能定疼, 除根. 先煎蓼根及莖, 樟木葉湯, 洗令淨潔.

손발톱이 살을 파고 들어가서 농이 나와 통증을 견딜 수 없는 것을 치료한다. 제수(虀水김치국물)를 입에 머금고 뿌려서 깨끗이 씻고서 바로 ≪태평혜민화제국방(太平惠民和劑局方)≫[局方]의 주차환(駐車丸)을 곱게 갈아서 바른다. 손 위에 황색과 치자색으로 살속에 파고든 곳을 씻어낸 뒤, 쌀식초에 잿물을 끓여서 함께 씻어내면 모두 빠진다.

治嵌甲膿出, 痛不可忍. 右以虀水口噙噴淨洗, 却用局方駐車丸, 硏細傅之. 洗手上黃梔諸色入肉, 以米醋煮灰汁同洗, 皆脫.

≪수친양로신서(壽親養老新書)≫[壽親養老書]
壽親養老書

손과 팔이 아프고 시리며 무겁고 힘없는 것을 치료하는 호골산(虎骨散).

호골(虎骨)[거칠게 가루 내어 노랗게 볶은 것, 2냥], 영양각설(羚羊角屑)[2냥], 작약(芍藥)[2냥].

위의 약재를 한곳에 모아 술에 하룻밤을 재운 뒤 불에 쬐어 절구로 찧어서 가루 낸다. 매번 2돈씩 복용하는데 식전에 따뜻한 술에 타서 삼킨다.

治手臂疼痛, 冷重無力, 虎骨散.

虎骨[爲麄末, 炒黃, 二兩], 羚羊角屑[二兩], 芍藥[二兩].

右一處, 酒浸一宿, 焙杵爲末. 每服二錢, 食前暖酒調下.

≪오씨집험방(吳氏集驗方)≫
吳氏集驗方

혈갈산(血竭散). 손발톱이 살을 파고들어 부스럼이 생겨 아리고 농이 나오거나, 동상으로 부스럼이 곪아 터진 것을 치료한다. 지모를 불로 태운 재를 가루 내어 상처를 닦아낸 뒤에 바른다.

血竭散. 治嵌甲生瘡, 作楚膿出, 凍瘡破潰. 知母燒灰爲末, 乾糝[41].

손발톱이 살을 파고들어 농이 나와 통증을 견딜 수 없는 것을 치료한다. 제수(虀水)를 입에 머금고 내뿜어서 깨끗이 씻어낸 뒤 즉시 주차원(駐車圓)을 곱게 갈아 바른다.

療嵌甲膿出, 痛不可忍. 以虀水口含噴淨洗, 却用駐車圓研細傅之.

41 삼(糝) : 원본은 '삼(糝)'은 문맥상 '삼(摻)'과 통용된다.

≪사림광기(事林廣記)≫
事林廣記

손가락 사이가 가려울 때는 사물탕을 달이고, 돌을 갈아낸 가루를 조금 발라 넣으며 함께 <사물탕을> 복용한다. 다시 찌꺼기를 달인 물로 씻으면 몹시 효과가 좋다.

手縫痒, 煎四物湯, 硏石末少許攙入, 同服. 再煎滓, 洗之甚妙.

≪산거사요(山居四要)≫
山居四要

먼 걸음으로 다리에 물집이 생겼을 때, 물에 생밀가루를 타서 풀을 만들어 바른다. 하룻밤이 지나면 상처가 마르는데 물집을 터트려서는 안 된다.[≪수역신방(壽域神方)≫·≪위생이간방(衛生易簡方)≫에도 같다.]

遠行脚打成泡, 用水調生麪糊貼. 過夜卽乾, 不可穿破.[壽域神方·衛生易簡方同.]

다리가 갈라지고 짓무를 때, 찐 우엉을 갈아 고를 만들어 바른다.[≪위생이간방(衛生易簡方)≫에도 같다.]

脚裂爛, 蒸藕硏, 成膏傅之.[衛生易簡方同.]

또 다른 처방. 오배자(五倍子)와 돼지기름을 찧어서 고를 만들어 찢어진 상처 안에 발라 넣는다.

又方. 用五倍子猪脂, 擣成膏, 入裂內.

동상 걸린 다리에는 오배자를 달인 물로 씻는다.[≪수역신방(壽域神方)≫·≪위생이간방(衛生易簡方)≫에도 같다.]

凍脚, 用五倍子煎湯洗.[壽域神方·衛生易簡方同.]

≪신효명방(神效名方)≫

神效名方

손발의 굳은살[趼]을 치료하는 처방. 물에 흰 밀가루를 타서 적당한 농도로 풀을 만들어 굳은살 위에 바르고, 종이로 봉해 두면 다음날 마른다. 아직 떨어지지 않았다면 밀가루를 벗기고 다닐 수 있다.

治趼方. 以水調白麪, 稀稠得所, 糊趼上以紙封之, 明日便乾. 如不曾破者, 剝去麪便行.

≪급구선방(急救仙方)≫
急救仙方

사두지(蛇頭指)로 통증을 견딜 수 없고 역한 냄새가 나는 경우, 지네 1마리를 불에 쬐어 가루 내고, 저담즙(猪膽汁)에 타서 바른다.
蛇頭指, 痛不可忍, 臭不可聞, 用蜈蚣一條, 焙干爲末, 猪膽汁調塗.

또 다른 처방. 검은콩[黑豆]을 생으로 가루 낸 다음, 황치자(黃梔子) 껍질 1개에 검은콩가루를 넣고 손가락 끝을 감싸서 묶어두면 편안해진다.
又方. 黑豆生用爲末, 却將黃梔子殼一个, 納豆末於內, 籠縛在指頭上, 卽安.

삐거나 꺾여서 생긴 손발의 통증을 치료할 때, 생강을 문드러지게 찧어서 밀가루와 섞어 뜨겁게 볶은 뒤에 덮어준다. 총백(葱白)을 더하면 효과가 더 좋다. ○≪수역신방(壽域神方)≫. 다리근육이 당기고 아플 때, 생강 반 근을 문드러지게 찧어서 통증 부위에 바른다.[≪위생이간방(衛生易簡方)≫에는 '통증 부위를 감싼다'로 되어 있다.].
治閃拗手足疼痛, 生姜爛擣, 和面[42]炒熱盦之. 加葱白, 妙. ○壽域神方. 若脚筋急痛, 用生薑半斤, 擣如泥, 傅痛處.[衛生易簡方, 貼裹痛處.]

손바닥을 뚫고 들어간 독(毒)에는 새 뽕나무잎을 문드러지게 갈아서 그 위를 뒤덮으면 낫는다.
穿掌毒, 新桑葉硏爛, 包盦上, 卽愈.

추위로 발꿈치가 얼고 문드러졌을 때, 5월 5일 오시(午時)에 생강·파·쑥을 2시간 정도 문질러 바르면 다시는 재발하지 않는다.[≪수역신방(壽域

42 면(面) : 원본에는 '면(面)'으로 되어 있지만, 맥락상 '면(麵)'의 오식으로 판단된다.

神方)≫ · ≪위생이간방(衛生易簡方)≫도 같다.]

治寒足跟凍爛, 五月五日午時, 用姜 · 葱 · 艾, 揩一時許, 更不再發矣.[壽域神方 · 衛生易簡方同.]

≪수역신방(壽域神方)≫
壽域神方

족부
足部

다리의 일체 통증을 치료한다. 하수오를 가루 내고 생강즙에 타서 고(膏)를 만들어 통증 부위에 바른 뒤 비단으로 감싼다. 다시 신발 바닥을 구워서 찜질을 하면 효과가 뛰어나다.
治脚一切疼痛. 用何首烏爲末, 薑汁調成膏, 傅痛處, 以帛裹之. 再灸鞋底熨之, 妙.

다리와 발가락이 붓고 곪아서 불에 데인 상처 같은 경우, 검은 백반[皂礬]을 불에 태워 불순물을 제거하고[火飛] 가루 낸다. 먼저 소금물을 끓여서 부스럼을 씻어내고 깨끗이 닦아낸 뒤에 바르면 효과가 좋다.[≪위생이간방(衛生易簡方)≫도 같다.]
脚指腫爛, 如火燒瘡, 用皂礬, 飛過爲末. 先以塩湯洗瘡, 拭乾傅之, 妙.[衛生易簡方同.]

다리가 문드러져 진물이 나는 경우, 황단(黃丹)을 볶아서 바른다.
脚栖爛濕, 用黃丹, 炒過傅之.

또 다른 처방. 조개가루를 바른다.
一方. 用蚌粉摻之.

또 다른 처방. 고백반(枯白礬)[枯礬]을 곱게 갈아 바른다.

一方. 用枯礬硏細, 摻之.

또 다른 처방. 마른 찻잎을 잘게 씹어 바른다.
一方. 以乾茶葉細嚼, 傅之.

또 다른 처방. 형개(荊芥) 잎을 문드러지게 찧어 바른다.
一方. 取荊芥葉, 擣爛傅之.

다리의 통증과 부스럼이 생긴 경우, 여뀌[水蓼]를 끓인 물로 자주 씻고 부스럼이 마르면 저절로 편안해진다.[≪위생이간방(衛生易簡方)≫에도 같다.]
脚痛成瘡, 用水蓼煮湯頻淋, 瘡乾, 自安.[衛生易簡方同.]

발뒤꿈치의 동상[≪위생이간방(衛生易簡方)≫에는 '손발이 트고 갈라져 피가 나오고 아프며 추위에 노출되어 얼굴과 손발이 트고 아픈 것을 치료한다.'라고 하였다.]에는 돼지의 뇌수(腦髓)를 뜨거운 술에 담가 씻어내면 효과가 뛰어나다.
凍跟[衛生易簡方, 治手足皴裂, 血出疼痛, 及冒涉凍凌, 面目手足, 皴壞疼痛.], 用猪腦髓, 着熱酒中洗之, 妙.

또 다른 처방. 가지 뿌리를 마른 줄기, 잎과 함께 달인 물로 씻어내면 효과가 좋다.[≪위생이간방(衛生易簡方)≫에는 '끓인 물에 담근다. 가지는 많이 먹어서는 안되니, 동티가 나고 고질병을 일으킨다.'라고 하였다.]
一方. 取茄根, 幷枯莖葉, 煎湯洗之, 妙.[衛生易簡方, 煮湯漬之, 茄不可多食, 動氣發痼.]

광대뼈 통증을 앓을 때, 감수(甘遂)를 가루 내어 양에 상관 없이 물에 타서 부은 곳에 바른다. 다시 감초를 달인 물 1잔을 빈속에 복용한다.
疾孤拐疼, 用甘遂爲末, 不拘多少, 水調傅腫處. 再煎甘草湯壹盞, 空心服之.

티눈으로 인한 통증에 망초를 양에 상관 없이 물에 달여서 따뜻할 때 씻어낸다. 이어서 조반(皀礬)을 쇠 위에서 불에 쬐어 즙이 나오면 조금씩 환부에 바른다.

鷄眼疼, 用芒硝, 不拘多少, 煎湯候溫淋洗. 次以皀礬, 於鐵上火焙, 候化成汁, 待冷爲末, 少許摻於患處.

또 다른 처방. 발제적(葧薺苗)을 문드러지게 찧어서 붙이면 효과가 좋다.

一方. 用葧薺苗, 擣爛貼之, 妙.

행로 중에 다리가 아프고 풍종(風腫)이 있을 때, 장목(樟木) 껍질을 빻아 부순 뒤 뜨겁게 볶아 붓고 아픈 곳을 단단히 싸맨다.

脚行路疼痛, 發風腫, 用樟木皮, 碾碎炒熱, 緊裹於腫痛處.

발바닥이 아플 때는 벽돌을 불에 달구고 윗면에는 볏짚을 펴고 그 위에 식초를 떨어뜨려 열기가 올라오면 발바닥을 벽돌 위에 놓고 찜질한다. 1시간[半時] 통증을 참으면 곧 낫는다.

脚底疼, 用磚燒疼, 上面鋪稻草, 將醋淋上, 熱氣奔起, 以脚底就磚上蒸之. 忍疼半時, 卽愈.

발바닥을 나무판이나 사발, 대나무에 찔려서 다친 경우, 등불 위에서 태운 뜨거운 기름을 환부에 떨어뜨리면 효과가 좋다.

脚底版碗風, 及竹木觸破, 用燈上燒熱油滴上, 妙.

다리가 붓고 아플 때, 대극(大戟) 달인 물을 뜨겁게 해서 씻어내는데, 하루에 2차례씩 하면 3일 만에 편안해진다.

脚疼腫痛, 以大戟煎水, 熱淋洗, 日二次, 三日安.

수창부

手瘡部

사두창(蛇頭瘡)[43], 악지(惡指), 차지(叉指)를 치료하여 독을 제거하고 통증을 멎게 한다. 경면초(鏡面草)를 문드러지게 갈아서 환부에 바른다.

治蛇頭瘡, 惡指叉指, 消毒止痛. 用鏡面草, 擂爛調敷患處.

악지(惡指)를 치료한다. 파 대가리 3뿌리를 갈아 부수고 양제근(羊蹄根) 잎 1쪽과 함께 식초에 담갔다가 잎으로 파를 감싸서 불에 쬐어 뜨겁게 붙인다.

治惡指. 用葱頭三根研碎, 羊蹄根葉壹片, 同浸醋內, 以葉包葱, 煨熱傅之.

호자창(狐刺瘡)을 치료하는 방법[처방이 제창문(諸瘡門)에 보인다.].

治狐刺瘡[方見諸瘡門.].

43 사두창(蛇頭瘡) : 손가락 끝머리에 생긴 창(瘡)으로 그 모양이 뱀머리와 같은 것을 말한다.

≪위생이간방(衛生易簡方)≫[衛生易簡方]
衛生易簡方

수족
手足

손발에 상처를 치료하다가 오로(惡露)를 건들면 치료할 수 없다. 오직 해백(薤白)을 문드러지게 찧어 비단으로 감싼다. 불로 몹시 뜨겁게 달궈 비단을 벗긴 뒤에 부스럼에 바른다. 벗긴 비단으로 급히 감싸고 식으면 갈아준다. 또 떡을 만들어 부스럼 위에 덮고 쑥으로 뜸을 떠서 열기가 부스럼 안으로 들어가게 한 뒤에 물로 씻어내면 낫는다.

治手足有傷而犯惡露, 則不可治. 惟用薤白爛擣, 以帛囊之. 火烘極熱, 去帛傅瘡. 以帛急裹, 冷卽易. 亦可作餠安瘡上, 以艾灸之, 使熱氣入瘡中, 水下差.

손발가락 끝이 다친 지 오래되었는데도 낫지 않는 것을 치료한다. 웅황을 물에 갈아서 몇 차례 바르면 낫는다.

治手足指頭害久不愈. 用雄黃硏水, 塗數次, 卽愈.

팔과 넓적다리의 통증을 치료한다. 호경골(虎脛骨) 4냥을 거칠게 빻고 누렇게 볶은 것, 영양각설(羚羊角屑) 2냥, 작약 4냥을 잘게 썰어 무회주(無灰酒다른 물질을 일체 가미하지 않은 진국의 술)에 담근다. 봄・여름에는 7일, 가을・겨울에는 14일 담가두었다가 매일 아침 빈속에 1잔씩 마신다. 겨울에 급히 복용할 경우 은그릇에 담아서 화로 중에서 따뜻하게 2~3일을 숙성하면 복용하기 좋다. 통증의 깊이에 상관없이 모두 효과가 좋다.

治臂腿脛痛. 用虎脛骨四兩, 粗擣熬黃, 羚羊角屑二兩, 芍藥四兩剉細, 無灰酒浸. 春夏七日, 秋冬倍之, 每旦空腹飮壹杯. 冬間速要服, 以銀器盛, 於火爐中, 煨養三兩日, 卽可服. 不計深淺, 皆效.

손발이 트고 갈라진 것을 치료할 때, 수달의 네 발을 태운 재를 꿀에 타서 바른다.

治手足皴裂, 用獺四足燒灰, 蜜調塗.

또 다른 처방. 아미앵(鵝尾罌거위 꼬리 부위의 살)을 발라 문지른다.

又方. 用鵝尾罌塗擦.

동상으로 인한 부스럼 및 갈라지고 터지는 부스럼을 치료한다. 12월에 새로 죽은 쥐 1마리를 기름 1되에 진하게 달여서 찌꺼기는 쥐어짜 버리고 다시 달여 고를 만들어 바른다.

治凍瘡及拆破瘡. 用臘月新死鼠壹枚, 油壹升煎之, 令爛, 絞去滓, 再煎成膏, 塗.

연각창(㶿脚瘡다리의 문드러진 부스럼)을 치료한다. 건강을 불에 태운 재를 가루 내어 바른다. 또는 참새의 뇌수(腦髓)를 동상으로 갈라터진 곳에 바른다.

治㶿脚瘡. 用乾姜燒灰爲末, 傅之. 或用雀腦髓, 塗凍破處.

동상으로 인한 부스럼을 치료한다. 황벽(黃蘗)을 가루 내어 유즙(乳汁)에 타서 바른다.

治凍瘡. 用黃蘗爲末, 乳汁調塗.

또 다른 처방. 산약(山藥) 조금을 새기와[新瓦] 위에서 생으로 진하게 갈아 바른다.

又方. 用山藥少許於新瓦上, 生磨爲泥, 塗之.

팔이 붓고 팔목이 아픈 것을 치료한다. 죽은 뱀 1마리를 삶아서 고은 진한 즙을 큰통에 가득 담아서 아픈 곳을 담근다. 식으면 다시 데워 담그는데 불과 3번도 안 되어 낫는다.

治臂腫幷腕疼痛. 用死蛇壹條, 煮取濃汁, 用大筒盛滿, 浸痛處. 冷卽再煖, 浸不過三次, 愈.

다리와 정강이가 풍으로 떠는 것을 치료한다. 오두(烏頭) 1냥을 불에 갈라질 때까지 구운 것, 부자(附子) 2냥을 습지에 싸서 잿불에 묻어 구운 것, 마황(麻黃) 4냥을 마디를 제거한 것을 함께 가루 내어 졸인 꿀로 벽오동씨 크기로 환을 만들어서 한번에 5알씩 빈속에 술로 삼킨다. 매일 3번 복용하고 뜨거운 음식은 피한다.

治脚脛風搐. 用烏頭壹兩炮裂, 附子二兩炮, 麻黃四兩去節, 同爲末, 煉蜜丸, 如桐子大, 每服五丸, 空心酒下. 日三服, 忌熱物.

≪비예백요방(備預百要方)≫
備預百要方

대지(代指)로 인한 부스럼에 쓰는 처방
伐指瘡方

이 부스럼은 그 증상이 먼저 붓고 불타는 듯한 통증이 있는데 색상은 검지 않으며 손발톱을 따라 그 주변에 농이 맺힌다. 심한 경우 손발톱이 모두 갈라진다. 황랍(黃臘)과 송지(松脂)를 섞어 불로 구운 뒤, 손가락을 에워싼다.

此瘡其狀失[44]腫焮熱痛, 色不黯, 緣爪甲邊結膿. 劇者爪甲皆裂. 黃蠟和松脂, 火炙籠指.

또 감초탕에 담근다.

又, 甘草湯浸.

또 사람의 똥으로 감싼다.

又, 人屎裹之.

44 실(失) : 원본에는 '실(失)'로 되어 있지만, 전자판 사고전서본 ≪보제방(普濟方)≫에 근거할 때, '선(先)'의 오식으로 판단된다.

사지침구
四肢鍼灸

≪십형삼료(十形三療)≫
十形三療

축닉
搐搦

황여재(黃如材)라는 한 늙은이가 양손을 톱을 써는 것처럼 떨면서 한겨울에도 이불을 덮지 못했다. 마침 대인(戴人장종정(張從正))이 무양(舞陽)에 가는 길에 황여재에게 들렀는데 미처 약을 쓸 수 없어서 양손 엄지손가락 뒤의 중주혈(中注穴)에 침을 놓으니, 떠는 것을 멈췄다. 대인(戴人)이 말하기를, "팔꿈치 윗쪽은 모두 무병하고, 오직 양팔이 떨릴 뿐이다. 좌씨(左氏)가 말한 '풍(風)이 넘치면 사지 말단에 병이 든다.'라는 것이 바로 이것이다. 혹 후계혈에 자침하기도 하는데, 이 혈은 수태양혈(手太陽穴)로써 새끼손가락을 쥐었을 때 생기는 손바닥 주름의 끝 지점에 위치한다.

黃如材壹叟, 兩手搐搦, 狀如拽鋸, 冬月不能覆被. 適戴人之舞陽, 道經黃如, 不及用藥, 針其兩手大指後中注穴, 止. 戴人曰, 自肘已上, 皆無病, 惟兩手搐搦. 左氏所謂風淫末疾者, 此也. 或刺後谿, 手太陽穴也, 屈小指, 握紋盡處是穴也.

≪동원시효방(東垣試效方)≫
東垣試效方

두 발가락이 한쪽으로 마를 때
偏枯二指

합수(陜帥) 곽거제(郭巨濟)가 두 발가락이 한쪽으로 마르는 병을 앓아서 발을 디딜때 펼 수가 없어서 경사(京師)에서 선사(先師)를 맞이하여 치료하였다. 선사가 도착해서는 장침(長針)으로 위중혈(委中血)를 깊숙이 뼈에 닿도록 찔렀는데도 아픈 줄 몰랐고, 피가 한두 되 나왔는데 그 색이 먹과 같았다. 또다시 무자(繆刺)[45]하기를 이렇게 예닐곱 번 하고, 약을 3개월 복용하니 병이 잘 나았다.

陜帥郭巨濟, 病偏枯二指, 着足底不能伸, 迎先師于京師治之. 至則以長鍼刺委中, 深至骨而不知痛, 出血一二升, 其色如墨. 又且繆刺之, 如是者, 六七次, 服藥三月, 病良愈.

---

45 무자(繆刺): 몸의 왼편에 병이 있으면 오른편의 혈(穴)을 취하고 오른편에 병이 있으면 왼편의 혈을 취하여 낙맥(絡脈)에 자침(刺鍼)하는 방법이다. 교차하여 취혈(取穴)하되 낙맥이 아닌 경맥(經脈)에 자침하는 것은 거자(巨刺)라고 한다.

≪주후비급방(肘後備急方)≫[肘後方]
肘後方

손발에 생기는 여러 질병에 쓰는 처방
手足諸病方

갈씨(葛氏)가 갑자기 다섯손가락의 근육이 당겨서 구부리고 펼 수 없을 때 쓴 처방. 손위의 과골(踝骨복사뼈) 위에 수십 장 뜸을 뜬다.

葛氏卒五指筋攣急, 不得屈伸方. 灸手踝骨上數十壯.

어깨와 팔이 당기고 아파서 손을 머리 위로 올리지 못할 때의 처방. 견외유혈(肩外俞穴)과 머리 근처의 뒤 손으로 눌러 움푹 들어간 곳에 7장뜸을 뜨면 낫는다. 이는 과로한 사람들이 걸리는 질병이다.

肩臂急痛, 手不上頭方. 灸肩久[46]頭近後, 以手按之, 宛宛凹處七壯, 便愈. 此是勞家病.

사람의 다리가 여름 겨울 할 것 없이 갈라진 것을 '죽은 다리[尸脚]'이라고 부른다. 발가락 끝에 7장 뜸을 뜨면 낫는다.

人脚無冬夏裂, 名曰尸脚. 灸指頭七壯, 立愈.

손가락이 갑자기 참을 수 없이 당기고 아프며 올리거나 돌릴 수 없을 경우, 손가락 끝에 7장 뜸을 뜨면 바로 낫는다.

指忽掣痛不可忍, 及轉上, 灸指頭七壯, 立愈.

---

46 구(久) : 원본에는 '구(久)'로 되어 있지만, 전자판 사고전서본 ≪보제방(普濟方)≫에 근거할 때 '외(外)'의 오식으로 판단된다.

≪의방유취(醫方類聚)≫ 권84 <중>

醫方類聚卷之八十四

국역 의방유취 47

2022년 12월 21일 인쇄
2022년 12월 30일 발행

발행인 사단법인 세종대왕기념사업회

02456 서울시 동대문구 회기로 56(세종대왕기념관)
등록 : 1971. 7. 20. No. 제 5-3 전송 : 969-8854
계좌 : 국민은행 010-01-0419-170 전화 : 969-8851
누리집 : www.sejongkorea.org

인 쇄 (주)부광인쇄

ISBN 978-89-8275-206-3 94510
978-89-8275-018-2 94510(세트)

이 책은 2022년도 교육부 고전문헌 국역지원사업비로 만들었습니다.